传染病

战胜恐惧的
力量从哪里来

编 著：陈代杰 殷 瑜
参编者：陈俊升 卢 明 路慧丽
　　　　杨 萍 朱 慧（拼音排序）

中国出版集团　东方出版中心

图书在版编目（CIP）数据

传染病：战胜恐惧的力量从哪里来 / 陈代杰，殷瑜编著. — 上海：东方出版中心，2020.8
　ISBN 978-7-5473-1666-5

Ⅰ.①传… Ⅱ.①陈…②殷… Ⅲ.①传染病－防治－普及读物 Ⅳ.①R51-49

中国版本图书馆CIP数据核字（2020）第117184号

传染病：战胜恐惧的力量从哪里来

编　　著　陈代杰　殷　瑜
责任编辑　徐建梅
装帧设计　陈绿竞

出版发行　东方出版中心
地　　址　上海市仙霞路345号
邮政编码　200336
电　　话　021-62417400
印 刷 者　杭州日报报业集团盛元印务有限公司
开　　本　890mm×1240mm　1/32
印　　张　9.25
字　　数　157千字
版　　次　2020年8月第1版
印　　次　2020年8月第1次印刷
定　　价　59.80元

版权所有　侵权必究
如图书有印装质量问题，请寄回本社出版部调换或电话021-62597596联系。

谨以此书献给奋战在抗疫一线的科学家、医务工作者和广大的人民群众。

全民抗疫 科普为先

钟南山

序一

2019年底新冠肺炎来袭,给人民的生命安全造成了巨大威胁。面对疫情,全国人民在以习近平总书记为核心的党中央坚强领导下,科学防疫,正确应对,在较短时间内控制了疫情,这一来之不易的胜利凝集了大量医务工作者、科学家和普通群众的科技创新和无私奉献。

陈代杰教授的科普作品《传染病:战胜恐惧的力量从哪里来》,利用他几十年的学术积淀,将"尘封"在"象牙塔"中的几百篇有关传染病研究的科学文献,通过梳理、归纳、凝练,用通俗易懂的语言向读者介绍了在漫漫的抗疫征程中:科学是如何在与伪科学的抗争中建立和发展起来的,科学家是如何在无数次的失败中找到抗疫秘籍的。

尽管新冠肺炎的疫情还在全球蔓延,疫苗和特效药物还没有诞生,但比照历史,如果没有近150多年来众多临床医生和科学家们在流行病学和传染病学的贡献,今天受到新冠肺炎病毒传染的人数不是上千万，而是上亿，甚或是数亿数十亿；其死亡人数不是数十万，而是数百万数千万，甚或是数亿数十亿。无论如何，我们要感谢在抗疫历史长河中做出重要贡献的医生和科学家们。疫情当下，特别要感谢我们的医务工作者和科学家们，在我国疫情肆虐的恐怖时期，是他们的聪明智慧和科学的判断让政府采取了有效的措施，让百姓有了正确的认识，让疫情的发展得到了及时的控制；是他们的精湛技艺和崇高的职业精神，使患者的疾病得到了救治，使百姓的恐惧得到了缓解，使国家的安宁得到了保障。

回望漫漫抗疫征程中取得的一个又一个胜利，无不历经岁月、历经磨难、历经险阻。本作品为你铺陈了一个个与疫情相关的人与事，特别是向你展示了传染病背后的科学与科学家。是为序，实为对科学的敬畏，对科学家的敬仰。

李兰娟

传染病诊治国家重点实验室主任

中国工程院院士

2020年5月20日

序二

正值人类对新型冠状病毒疫情奋起抗击之时，代杰给我发来他的科普新作《传染病：战胜恐惧的力量从哪里来》的手稿，倍感兴奋，该书的撰写和出版何其及时、富有意义！一百多年来近代和现代医学科学的进步，特别是现代流行病学和传染病学的发展，大大地延长了人类的寿命，提高了人类的生活质量。但是，面对威胁人类健康和生命的传染病，人类还是有太多的未知需要去探索。在"新冠病毒肺炎"疫情肆虐全球的当下，有机会捧读这部作品，可以让你了解人类在征服传染病征程中的重大科学发现和技术发明所发挥的巨大作用；可以让你认识在这一征程中做出重大贡献的伟大科学家，让你感悟到我们所需要的科学精神。

认识代杰已有30多年。30多年来，我看到他一直在微生物药物（抗生素）开发、细菌耐药性研究和新药发现领域辛勤耕耘，成果丰硕；同时，我也看到他一直在著书立说，特别是在科普作品的写作方面笔耕不辍,已经出版的《细菌简史——与人类的永恒博弈》曾获得全国优秀科普作品奖和上海市科技进步二等奖;更可喜的是,看到他在花甲之年,通过竞聘成为上海交通大学特聘教授后,继续保持着对科研和教学的热爱和执着,拳拳之心令人感佩!

不管多么艰难,人类终将战胜新冠病毒,但人类与传染病、与各种病毒和各种病原体的斗争还将长期持续下去。科学研究和科学普及是我们与之斗争的两个拳头,缺一不可。代杰的《传染病:战胜恐惧的力量从哪里来》是一本殊为难得的将学术与科普完美结合的佳作,相信它的出版必将为人类战胜传染病的斗争发挥重要而有益的作用。特为之作序。

陈凯先

中国科学院院士

原上海市科协主席

2020年4月

序三

　　自人类有文字记载以来,没有哪个词像"瘟疫"那样给人们带来如此的恐惧、痛苦和毁灭。"瘟疫"是一种恶性传染病,是一种不分种族、不分老幼、不分地域的高致死大流行病。从古至今,人类遭遇了无数次的瘟疫,而每一次的"大瘟疫"都会对人类历史的进程产生巨大的影响。自人类诞生疫苗和抗生素以来的约130年间,使人类的平均寿命延长了20年以上。那是因为科学家发现了那些草菅人命、肆虐生灵的"瘟疫元凶",发明了那些防治瘟疫的"魔弹"。

　　陈代杰教授从事微生物药物研究开发与教育工作38年,积累了丰富的经验和取得了重要的成果,他在著书立说方面笔耕不辍。特别是三年前作为特聘教授引进到上海交通大学药学院后,他在科研上又有新的建树。在教学上,他讲授的《通识核心课程:细菌与人》受到广泛的好评,这也为撰写本书打下了基础。

　　疫情当下,陈代杰教授笔下的《传染病:战胜恐惧的力量从哪里来》，让你能够看到人类在征服传染病的历史中，科学家是如何发现造成瘟疫的"元凶"的？是如何发现"元凶"的传播轨迹的？是如何发明"魔弹"去抗击"元凶"的？读完本作品，你不仅能够悉数了解人类抗击疫情史上的"N个第一"是如何诞生的，你更会了解"N个第一"背后的科学和科学家，使你在汲取科学知识的同时，提升和培养自己的科学素养和科学精神。

这是一本较为少见的将科普与学术结合得如此巧妙的著作，读来让你犹如身临其境，仿佛踏上漫漫征程，像是展开一幅抗疫史诗历史长卷。遂欣然作序。

上海交通大学常务副校长
中国科学院院士
2020年5月

前言

传染病背后的科学与科学家
——战胜恐惧的力量从哪里来?

突如其来的一场由新型冠状病毒感染的肺炎疫情,还在威胁着我们——无人不恐惧、不害怕,无一不是受害者;奋战在抗击疫情阻击战中的医务工作者,无不令人敬仰。新冠疫情,是天灾?是人祸?抑或是天灾加人祸?——无人不在反思:我们做错了什么?我们现在应该怎么做?我们今后应该怎么做?

作为一名长期工作在科研和教学一线的"老兵",总想利用自己的学术专长,在抗击疫情的"人民战争"中做些什么。"宅"在家里备课《通识核心课程:细菌与人》的第10天,终于想起了要好好写一写有关"传染病背后的科学与科学家"的著作。因为造成瘟疫的"元凶"就是我们看不见、摸不着的细菌和病毒;因为只有科学家和医务工作者才有能力去发现,并征服"瘟疫"给人类带来的灾难;可是我们还没有完全征服这种灾难,我们对征服当今面临的灾难还有太多的未知。

所以我们有必要从征服"瘟疫"的历史长河中，去发现或重温那些为之做出巨大贡献的科学家及重大的科学事件，从而增加我们的科学知识，提高我们的科学素养。

本书以大量的科学文献为基础，以重大的科学事件和科学家为载体，以普及科学知识和树立科学精神为目的，将散落在近200年的200多篇科学文献中犹如"珍珠般"的历史资料，"串联成"大家喜欢的"项链"形式呈现给读者。

本书共分五章撰写。第一章　让人不寒而栗的传染病——从"死亡者之舞"到"新冠肺炎疫情"，回放了历史上有比较详细文献记录的、被称为黑死病的鼠疫流行的场景，以及科学家在近100多年研究中与鼠疫作战的漫漫历程，同时，也记录了发展至今的新冠肺炎疫情，从而让我们能够深刻地体会到：抗疫之路漫漫修远兮，科学研究上下而求索的艰巨性。第二章　现代流行病学是如何诞生的——1854年伦敦霍乱爆发与现代流行病学之父斯诺，展示了在历史上追踪霍乱疫情传播途径的过程中，科学家在驳斥传统"瘴气理论"和追寻科学证据时体现的科学精神和勇士精神，以及对推动传染病防治进程的历史性贡献。第三章　传染病控制是如何起步的——产科医生塞梅尔维斯与外科医生李斯特，告诉读者在人类尚未了解细菌为"何物"的年代，感染控制的先驱是如何开启现代外科和感染控制的科学大门的。第四章　传染病是如何得到控制的——19世纪末20世纪初创造"魔弹"的科学家群像，再现了这些科学家的风采及这些具有里程碑式的"魔弹"，持续惠及人类生命健康的意义。第五章　发明防治传染病"魔弹"背后的革命性科学——科学巨匠巴斯德与撰写

"细菌学圣经"的科赫,以19世纪中叶至20世纪初,从巴斯德建立"微小生命体理论",提出"细菌致病理论",到"科赫法则"建立与"细菌致病理论"的完善为主线,讲述了科学发展过程中的"科学"与"伪科学"、"反常规科学"与"革命性科学"的博弈;讲述了科学家之间的合作、竞争,甚或是相互的"诋毁";更讲述了科学家的科学精神。

在本书的完成过程中,我的学生和同事,他们具有"召之即来,来之能战,战之能胜"的素质和能力,从而能够按照出版社的要求顺利出版;我的出版社编辑老师,从读到我的写作提纲开始一直鼓励着我,并不断地提出宝贵的意见和建议,以使我如此"信心满满"地坚持近3个多月每天八小时以上的劳作。在此,一并向他们表示由衷的感谢。

另外,尽管我在撰写本书时始终贯穿着自己的"初心":以历史文献为基础,尽可能全面、客观和正确地对相关重大科学事件和人物进行描述,以使本书成为一本具有"权威性"的科普作品,但是,囿于本人学识水平有限,难免出现"挂一漏万",甚或出现"原则性"错误的地方,敬请读者不吝指正。

编著者

2020年4月

目录

第一章 让人不寒而栗的传染病——
从"死亡者之舞"到"新冠肺炎疫情"

004 __ 死亡者之舞——鼠疫
  文学作品里的鼠疫场景
  第一次大流行——查士丁尼瘟疫
  第二次大流行——中世纪的黑死病
  第三次大流行——我国公共卫生之父
   ——抗疫英雄伍连德
  鼠疫是如何被征服的

039 __ 正在肆虐全球的新型冠状病毒肺炎大流行
  为何要叫"新型冠状病毒肺炎"
  彻查"隐匿"的病毒
  中国疫情大爆发
  世界疫情大爆发
  未来在哪里

第二章　现代流行病学是如何诞生的——1854年伦敦霍乱爆发与现代流行病学之父斯诺

067 ___ 现代流行病学是如何起步的
　　　　第一次向世界拉响警报的《柳叶刀》杂志文章
　　　　第一张绘制商贸与霍乱关系的流行病地图
　　　　第一篇提出霍乱人传人的论文
　　　　第一篇接近霍乱传播真相的论文
　　　　第一位定期记录死因的流行病学家
　　　　第一次明确否定霍乱的空气传播理论
　　　　第一次提出正确的霍乱传播模式

077 ___ 1854年的伦敦霍乱与现代流行病学之父斯诺
　　　　对"瘴气理论"的质疑与冒着风险的"流行病调查"
　　　　斯诺"伦敦霍乱水源论"地进一步提出及验证

083 ___ 斯诺对现代流行病学建立的影响
　　　　发现零号病人，完善斯诺理论
　　　　斯诺对现代流行病学建立的影响
　　　　伟人的丰碑，永恒的纪念

092 ___ 霍乱的流行和传染是如何被诊治的
　　　　第一个看到霍乱弧菌的科学家——菲利波·帕西尼
　　　　——打开解剖学研究的新通道

第一个分离获得霍乱弧菌——罗伯特·科赫
　　——病原菌的"猎人"
第一个发明霍乱疫苗的科学家——路易斯·巴斯德
　　——开启疫苗预防控制新时代
霍乱疫苗的应用与传染病防治

第三章　传染病控制是如何起步的——产科医生塞梅尔维斯与外科医生李斯特

118　投射在疾病病因学上的第一束光线——戈登

121　"母亲的救世主"——塞梅尔维斯
　　　引起产妇发生"产褥热"的原因是如何发现的？
　　　感染控制的先驱——消毒理论的提出与实践
　　　英年早逝的伟人——迟到的"春天"

138　现代外科之父——李斯特
　　　才华横溢的外科医生
　　　从现象到本质——站在巨人肩膀上的质疑
　　　又一位感染控制先驱——消毒理论的提出与实践
　　　对外科消毒做出重要贡献的另一位外科医生
　　　　——奥格斯顿
　　　助推"细菌致病理论"建立的使能者

为何选择牛奶变酸的实验来验证自己的
"感染病发酵观点"

"他像上帝"——李斯特

第四章　传染病是如何得到控制的——19世纪末20世纪初创造"魔弹"的科学家群像

176　第一剂"白喉抗毒素"的发现和应用
　　白喉棒状杆菌是如何被发现的
　　白喉抗毒素是如何诞生的——埃米尔·贝林
　　　　——开创免疫预防和治疗新时代

186　第一剂征服"白色瘟疫"疫苗的发现和应用
　　抗结核病疫苗是如何诞生的——阿尔伯特·
　　　卡尔梅特和卡米尔·盖林
　　抗结核病防治的艰巨性

190　第一枚"魔弹"的发现和应用
　　第一枚"魔弹"是如何发现的——保罗·埃尔利希
　　　　——开创药物化疗新时代
　　细胞"侧链理论"的提出——保罗·埃尔利希
　　　　——现代免疫学的奠基人

197   第一个"抗菌药物"磺胺的发现和应用
       黎明前的黑暗是如何被打破的？
          ——格哈德·杜马克
       "前药"的发现——开创了药物化学研究新领域
       最高的奖赏——拯救了自己的女儿

202   第一个"霉菌代谢产物"青霉素的发现和应用
       青霉素是如何发现的——亚历山大·弗莱明
          ——药物来源新时代的诞生
       青霉素的再发现——霍华德·弗洛里和钱恩

209   第一个"抗结核抗生素"链霉素的发现
         ——开创抗生素发展黄金时代的到来

第五章　发明防治传染病"魔弹"背后的革命性科学——科学巨匠巴斯德与撰写"细菌学圣经"的科赫

224   显微镜的发明——让看不见的生命"原形毕露"
         ——开启生命科学新航程
       全然兴趣驱动的"民间科学大家"
          ——安东尼·列文虎克
       才华比肩牛顿的"正宗科学大家"
          ——罗伯特·胡克

230 "微小生命体理论"——探索细菌奥秘的"雷达"

质疑"自然发生说"

　　——揭开微小生命体"神秘面纱"的先驱

"微小生命体理论"——探索细菌奥秘的"雷达"

　　——路易·巴斯德

253 细菌致病理论的建立——撰写"细菌学圣经"的人

　　——罗伯特·科赫

第一个捕捉到病原菌的"猎人"

给"猎人"插上"翅膀"

　　——显微和分离培养技术的突破

"科赫法则"——细菌致病的"金标准"

263 巴斯德-科赫之争

　　——"成就"远比"仇恨"更长久

265 革命性科学与人类社会发展

何为"革命性"科学

为何说"微小生命体理论"是"革命性"科学

第一章

让人不寒而栗的传染病

——

从"死亡者之舞"
到"新冠肺炎疫情"

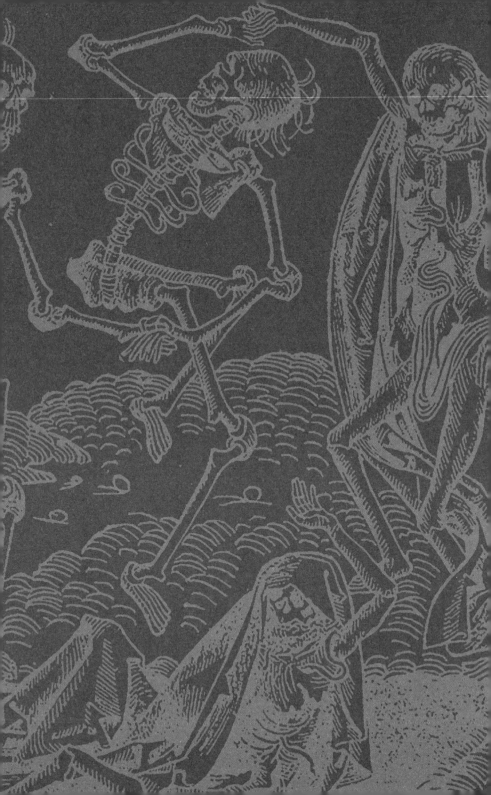

没有哪个词能像"瘟疫"那样给人们带来无限的恐惧和痛苦,这是一场没有"硝烟"胜似"硝烟"的战争,其肆虐生灵的梦魇还在延续。本章通过对撷取的历史上被称为"死亡者之舞"的三次鼠疫大流行的"回放",比照人们还在煎熬着的现代版"新冠肺炎"大流行,让我们每一个人能够在看到这一场百年不遇的"世纪瘟疫大流行"给我们带来"似曾相识"的恐惧与惊慌、无助与绝望的同时,看到几百年来科技革命为我们每一个生灵带来的希望;看到人类与这些看不见、摸不到的细菌和病毒之间,将是一场没有硝烟的永恒的战争;看到在这场战争中,不仅需要作为"主力部队"的科学家和医务工作者的努力,也需要我们每一个人尊重科学、敬畏生命的自觉性,因为这是一场每个人都是受害者也是战士的"人民战争",更是一场只有依靠科学与文明才能战胜疫情的"人民战争"。

死亡者之舞——鼠疫

鼠疫，是一种改变人类文明路径的疾病，也是一种改变历史进程的疾病。历史上曾经出现过三次鼠疫大流行：第一次（也称之为查士丁尼瘟疫）于公元6世纪在地中海蔓延；第二次（也称之为中世纪黑死病）于14世纪在欧洲爆发，断断续续地反复出现了300多年；第三次始于19世纪中叶，并传遍世界。从有关文献中我们也能够看到历史上三次鼠疫大流行的基本流行途径和概况[1]。

文学作品里的鼠疫场景

瘟疫是人类历史发展中无法摆脱的阴影。最早出现的带有文学色彩的作品，可能是1493年由哈特曼·舍德尔编著的拉丁版《纽伦堡编年史》中，迈克尔·沃尔格穆特和威廉·普莱登沃尔夫的木刻插图，而其中一幅题名为"死亡者之舞"（the Dance of Death）的木刻令人毛骨悚然、不寒而栗：他描绘了因为鼠疫肆虐涂炭图，使生灵变成了亡灵，亡灵从坟墓中复活，组织了一场像生灵一样伴有长笛演奏的狂野而热烈的舞蹈，如图1-1所示[2]。

瘟疫在很大程度上影响了人类历史的走向，包括文明的兴衰、人类的迁移、宗教的盛衰、科技的发展……，由此也诞生了独特的"瘟疫文学"。我们不妨以"管中窥豹"的形式来看看其中三部经典巨著的作者，是如何描绘鼠疫带来的死亡场景的。

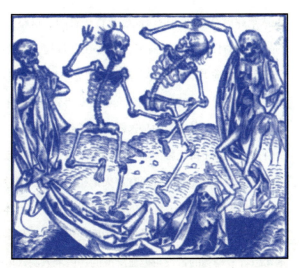

图1-1 木刻：死亡者之舞

意大利作家乔万尼·薄伽丘在1350—1353年创作的小说《十日谈》中，讲述的是10个年轻人为了躲避黑死病疫情，一起来到乡下一座别墅里，为了打发无聊，决定每个人每天讲一个故事。10个人，10天的时间，一共100个故事。这些故事记录了人们对疾病的恐惧，同时通过看上去"离经叛道"的情节，表达了人们对于现世幸福的追求。在小说的开篇，作者便描绘鼠疫带来的可怕的死亡场景："美丽的佛罗伦萨，发生了一场恐怖的瘟疫，突然一下子成了人间地狱：行人在街上走着走着突然倒地而亡；待在家里的人孤独地死去，在尸臭被人闻到前，无人知晓；每天、每小时大批尸体被运到城外；奶牛在城里的大街上乱逛，却看不到人的踪影……"

1722年，在《鲁滨逊漂流记》的作者丹尼尔·笛福出版的《瘟疫年纪事》(The Journal of Plague Year)中，他是这样描述

1665年肆虐全欧洲的伦敦鼠疫死亡场景的：这整个期间我们度过的最糟糕的日子，照我看来，就是在九月初，那个时候善良的人们确实开始觉得，上帝决心要把这个悲惨城市里的人统统了结。

法国作家、1957年诺贝尔文学奖获得者阿尔贝·加缪，在1947年出版的小说《鼠疫》中是这样来描述死亡场景的：雅典受鼠疫袭击时连鸟儿都飞得无影无踪，活着的人为了让自己亲人的尸体有一个放在柴堆上焚烧的位置而拿着火把相互争斗；米兰的墓地里有着成堆的尚未断气的人；惊恐的伦敦城里一车车的尸体，以及日日夜夜、四处不停地传来的呼号声；中国受灾的城市里尽是默不作声的垂死患者；马赛的苦役犯把血淋淋的尸体堆入洞穴里……

我国在清代乾隆壬子癸丑年（1792—1793），从云南开始，许多省出现了鼠疫。当时有一位年轻的诗人叫师道南，正好在云南省赵州，亲眼看到当时鼠疫流行的残酷状况，并写了一首《鼠死行》的诗。

> 东死鼠，西死鼠，人见死鼠如见虎！鼠死不几日，人死如圻堵。昼死人，莫问数，日色惨淡愁云护。三人行未十步多，忽死两人横截路。夜死人，不敢哭，疫鬼吐气灯摇绿。须臾风起灯忽无，人鬼尸棺暗同屋。乌啼不断，犬泣时闻。人含鬼色，鬼夺人神。白日逢人多是鬼，黄昏遇鬼反疑人！人死满地人烟倒，人骨渐被风吹老。田禾无人收，官租向谁考？我欲骑天龙，上天府，呼天公，乞天母，洒天浆，散天乳，酥透九原千丈土。地下人人都活归，黄泉化作回春雨！

这些场景的"再现版"就是我们耳濡目染的"意大利军车运尸体""殡仪馆地上洒落的亡者手机""绝望中隔窗呼救的患者"……

第一次大流行——查士丁尼瘟疫

鼠疫是在历史进程中对人类影响最大的传染病。根据利用现代生物技术与放射性考古技术的结合,得出的结论是,早在青铜器时代,鼠疫耶尔辛菌在欧亚大陆很常见;所有鼠疫致病菌的最新共同祖先最先出现在5 783年前;鼠疫致病基因 ymt 在公元前951年前获得,通过跳蚤大量传播。青铜时代的鼠疫杆菌还不能引起淋巴腺鼠疫;生物考古学家用放射性碳和相关培养方法,在欧亚大陆的古墓中鉴定鼠疫杆菌样本的位置[3]。

目前,文献记载最早的大规模瘟疫是雅典瘟疫(公元前430年),大约有75 000～100 000人死亡,占城市人口的25%,由此导致伯罗奔尼撒战争的失败。这场战争结束了雅典的古典时代,也结束了希腊的民主时代。战争给繁荣的古希腊带来了前所未有的破坏,导致战后希腊奴隶制城邦的危机,整个希腊开始由盛转衰。

其次是安东尼瘟疫(公元165—180年),它影响了罗马帝国人类生活的各个方面,使罗马进一步陷入了兵力不足的境地,也是其国力衰弱的原因之一。因为没有任何专门的药物可以控制,此次瘟疫还杀死了两名罗马皇帝,由于他们的姓氏是安东尼,所以也称为"安东尼瘟疫"。此次瘟疫总共造成近500万人死亡[4]。

公元542年发生的查士丁尼瘟疫,被人们称为鼠疫的第一次大流行。之所以也称为"查士丁尼瘟疫",是因为爆发于东罗马帝国,也称拜占庭帝国(Byzantine Empire;395—1453),共历经12个朝代,93位皇帝,是欧洲历史上最悠久的君主制国家。这次大流行持续了30多年,期间大的爆发有三次:541—543年、557—559年,以及570—574年,涉及欧洲和地中海多个国家。第一次鼠疫大流行涉及欧洲和地中海国家的地理区域以及海陆航线,570年的阿拉伯地理区域与埃塞俄比亚军队一道渗透到了亚西尔高原,认为是前伊斯兰时代的第一个疫源地;然后通过阿拉伯瓦迪河入侵阿拉伯部落的路线[5,6]。这次大规模瘟疫估计造成了1亿人死亡。

当时的帝国皇帝查士丁尼一世也受到了感染,险些葬身。这次大流行开始在东罗马帝国属地埃及爆发,接着迅速传播到君士坦丁堡及其他地区,最严重之时,一天就有上万人死去,死亡人数很快突破了23万人。在万分的恐惧之中,查士丁尼大帝下令修建巨大的能够埋葬上万尸体的大墓,以阻断瘟疫进一步扩散;于是大量尸体不论贵贱和长幼,覆压近百层叠葬。查士丁尼瘟疫是首次大规模鼠疫,使君士坦丁堡40%的居民死亡;鼠疫持续肆虐半个世纪,直接导致1/4罗马人丧生。

这次鼠疫引起的饥荒和内乱,彻底粉碎了查士丁尼的雄心,最终使东罗马走向崩溃,深刻影响了非洲、欧洲和亚洲的格局。这次鼠疫通过运粮船从埃及传到君士坦丁堡,最后传到罗马帝国的其他地方,严重制约了东罗马帝国对意大利和北非的扩张,并在缓解波斯人与东罗马帝国人之间的紧张关系中发挥了相当大的作用。它对人口结构、经济、贸易等均产生了重大影响；而阿尔卑斯山脉以北的西欧世界交通网还不甚发达，此次瘟疫反而间接导致了这些罗马蛮族王国的发展和崛起。据文献记载，公元527年查士丁尼统治初期拜占庭帝国由于战争和瘟疫而导致毁灭性的领土收缩[7]。因此，可以认为查士丁尼瘟疫发生在一个非常关键的历史时刻，这代表了古代世界和即将到来的中世纪之间的真正分水岭[5]。

2014年，研究人员收集了来自埋葬在德国中世纪墓地的两名受害者身体内毒株进行基因研究，发现引起第一次鼠疫的鼠疫耶尔辛菌在系统发育上与之后鼠疫大流行毒株截然不同。该系统发育分支没有已知的后代信息，这表明它要么已经灭绝，要么没有在啮齿动物宿主中被取样[8]。

第二次大流行——中世纪的黑死病

在人类历史进程中，现代文明起源于对自然界的探索和认知。由此，在历史文献中记载的鼠疫第二次大流行，开始注入了现代科学的元素——中世纪是一个"前科学"向"科学"进军的时代，也为随之"颠覆传统""打破桎梏"和"离经叛道"的"革命性科学"的出现集聚了能量。

与此同时，欧洲开始建立了各种形式的公立和私人医院与诊所（意大利20所，法国19所，英国5所，西班牙4所，葡萄牙2所），但是，整个欧洲医学界对黑死病的研究仍然非常粗浅。在以后的几百年间，欧洲的医生和学者积极编撰了300余部关于黑死病的医学专著，对于黑死病爆发的原因众说纷纭，始终未有定论,至于如何防治,就更加千奇百怪。之所以把鼠疫称为"黑死病",是因为鼠疫患者有着明显的症状:肺鼠疫患者的肺部是"黑"的;腺鼠疫患者的淋巴腺是"黑"的;皮肤鼠疫患者的皮肤是"黑"的;甚至有的患者死后的全身都是"黑"的。

从1330年到1346年,鼠疫再一次开始传播,可能是从中亚的大草原沿贸易路线向西传播,并于1347年传入西西里岛,这预示着第二次鼠疫大流行的开始。这场瘟疫席卷了当时全球所有的"有名有姓(known world)"的国家。在第二次鼠疫大流行期间,第一流行周期为公元1347—1351年。表1-1给出了期间发生瘟疫的季节和爆发的地区[2]。

表1-1 14世纪鼠疫大流行季节和地区

爆发时间	季节	爆发的国家和地区
1347年	春天	君士坦丁堡
	夏天	希腊、塞浦路斯、马耳他、科西嘉岛、撒丁岛
	秋天	墨西拿
	11月	马赛
	冬天	热那亚、威尼斯
1348年	开始	西班牙、法国南部
	春天	耶路撒冷、佛罗伦萨
	3月	摩德纳
	5月	巴伦西亚(西班牙)
	6月	皮亚琴察、帕多瓦、巴塞罗那;叙利亚、加沙
	7月	大马士革
	夏天	巴黎、罗马

（续表）

爆发时间	季节	爆发的国家和地区
1348年	8月	加莱、英格兰南部
	11月	伦敦、挪威（卑尔根）
	12月	丹麦达尔马提亚
1349年	1月	奥地利（维拉奇）、波兰
	春天	维也纳、法兰克福/梅因
	夏天	爱尔兰
	8月	丹泽、鲁贝克、施莱斯维格
	秋天	苏格兰
1350年	开始	帕德伯恩、奥斯纳布鲁克、明登、埃尔福特
	5月	不来梅、马格德堡

此次瘟疫夺去了约1 700万～2 800万欧洲人的生命，占欧洲人口的30%～40%，严重时甚至每天大约有200具尸体被埋葬。尽管黑死病的死亡率很高，但其最重要的影响来自无情的流行周期。1361—1480年间，在英格兰，全国、地区或伦敦的鼠疫流行周期为2～5年。据估计，大多数疫情造成受灾地区10%～15%的人口死亡，少数疫情的死亡率低至5%。虽然没有那么频繁，但流行病一直持续到17世纪，人口慢性减少是这一时期的一个重要特征[9]。

17世纪的伦敦曾连续两年遭受浩劫。1665年春夏，鼠疫连片大爆发，成千上万的人死于非命，以至收尸的万人坑都被填满。有记录表明，1665年的死亡人数为97 306，其中68 596人死于鼠疫。由于人口统计的不完善，估计在伦敦和邻近的教区有

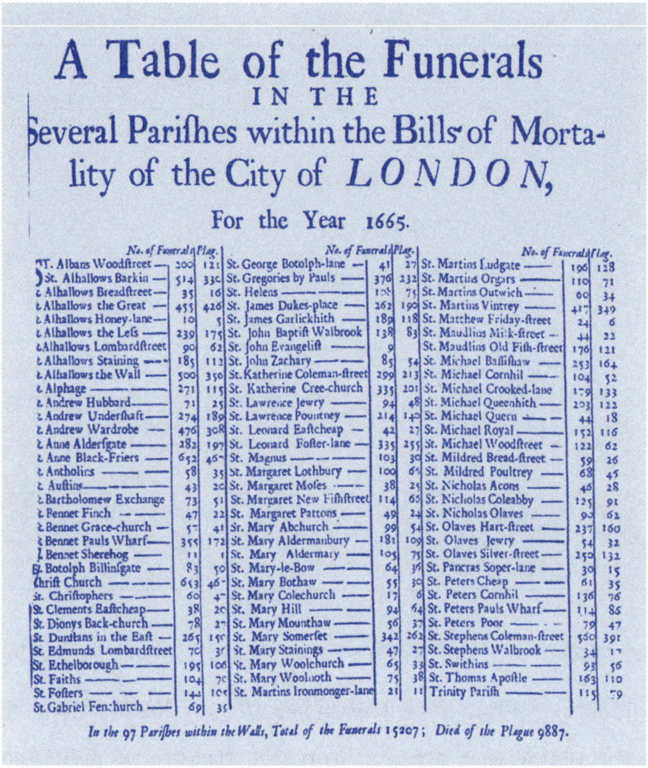

A Table of the Funerals
IN THE
Several Pariſhes within the Bills of Mortality of the City of *LONDON*,
For the Year 1665.

	No. of Funerals	Plag.		No. of Funerals	Plag.		No. of Funerals	Plag.
ST. Albans Woodſtreet	200	121	St. George Botolph-lane	41	27	St. Martins Ludgate	196	128
St. Alhallows Barkin	514	330	St. Gregories by Pauls	376	232	St. Martins Orgars	110	71
St. Alhallows Breadſtreet	35	16	St. Helens	108	75	St. Martins Outwich	60	34
St. Alhallows the Great	455	426	St. James Dukes-place	262	190	St. Martins Vintrey	417	349
St. Alhallows Honey-lane	10	5	St. James Garlickhith	189	118	St. Matthew Friday-ſtreet	24	6
St. Alhallows the Leſs	239	175	St. John Baptiſt Walbrook	138	83	St. Maudlins Milk-ſtreet	44	22
St. Alhallows Lombardſtreet	90	62	St. John Evangeliſt	9		St. Maudlins Old Fiſh-ſtreet	176	121
St. Alhallows Staining	185	112	St. John Zachary	85	54	St. Michael Baſſiſhaw	253	164
St. Alhallows the Wall	500	350	St. Katherine Coleman-ſtreet	299	213	St. Michael Cornhil	104	52
St. Alphage	271	115	St. Katherine Cree-church	335	201	St. Michael Crooked-lane	179	133
St. Andrew Hubbard	71	25	St. Lawrence Jewry	94	48	St. Michael Queenhith	203	122
St. Andrew Underſhaft	274	189	St. Lawrence Pountney	214	140	St. Michael Quern	44	18
St. Andrew Wardrobe	476	308	St. Leonard Eaſtcheap	42	27	St. Michael Royal	152	116
St. Anne Alderſgate	282	197	St. Leonard Foſter-lane	335	255	St. Michael Woodſtreet	122	62
St. Anne Black-Friers	652	467	St. Magnus	103	30	St. Mildred Bread-ſtreet	59	26
St. Antholins	58	33	St. Margaret Lothbury	100	66	St. Mildred Poultrey	68	46
St. Auſtins	43	20	St. Margaret Moſes	38	25	St. Nicholas Acons	46	28
St. Bartholomew Exchange	73	51	St. Margaret New Fiſhſtreet	114	65	St. Nicholas Coleabby	125	91
St. Bennet Finch	47	22	St. Margaret Pattons	49	24	St. Nicholas Olaves	90	62
St. Bennet Grace-church	57	41	St. Mary Abchurch	99	54	St. Olaves Hart-ſtreet	237	160
St. Bennet Pauls Wharf	355	172	St. Mary Aldermanbury	181	109	St. Olaves Jewry	54	32
St. Bennet Sherehog	11	1	St. Mary Aldermary	105	75	St. Olaves Silver-ſtreet	250	132
St. Botolph Billinſgate	83	50	St. Mary-le-Bow	64	36	St. Pancras Soper-lane	30	15
Chriſt Church	653	467	St. Mary Bothaw	55	30	St. Peters Cheap	61	35
St. Chriſtophers	60	47	St. Mary Colechurch	17	6	St. Peters Cornhil	136	76
St. Clements Eaſtcheap	38	20	St. Mary Hill	94	64	St. Peters Pauls Wharf	114	86
St. Dionys Back-church	78	27	St. Mary Mounthaw	56	37	St. Peters Poor	79	47
St. Dunſtans in the Eaſt	265	150	St. Mary Somerſet	342	262	St. Stephens Coleman-ſtreet	560	391
St. Edmunds Lombardſtreet	70	36	St. Mary Stainings	47	27	St. Stephens Walbrook	34	17
St. Ethelborough	195	106	St. Mary Woolchurch	65	33	St. Swithins	93	56
St. Faiths	104	70	St. Mary Woolnoth	75	38	St. Thomas Apoſtle	163	110
St. Foſters	144	105	St. Martins Ironmonger-lane	21	11	Trinity Pariſh	115	79
St. Gabriel Fenchurch	69	35						

In the 97 Pariſhes within the Walls, Total of the Funerals 15207; Died of the Plague 9887.

图1–2　1665年伦敦一些教区的死亡人数记录，总死亡人数为15 207例，其中死于鼠疫的人数为9 887例

7万～10万人死于瘟疫，相当于瘟疫爆发前人口的15%～20%。图1–2为1665年伦敦一些教区的死亡人数记录，总死亡人数为15 207例，其中死于鼠疫的人数为9 887例[11]。

发生于1666年9月2日—5日连续4天的一场史无前例的伦敦大火，蔓延至整个城市，包括87间教堂、44家公司以及13 000间民房尽被焚毁，伦敦大约1/6的建筑被烧毁。有关伦敦的这次鼠疫大流行和伦敦大火，在至今的350多年历史中，除

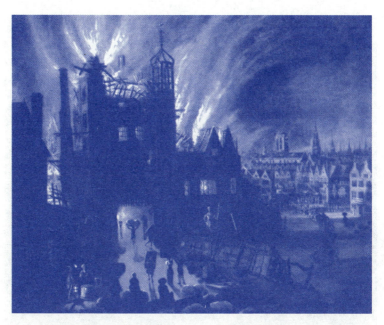

图 1-3 世界名画"伦敦的大火"

了科学文献的记载外,还诞生了不少文学作品和世界名画。其中有两部最为著名的小说:一部是丹尼尔·笛福出版的《瘟疫年纪事》,其通常被认为是经典之作,但学术界也认为它是根据文献史料演变的"小说";而由沃尔特·乔治·贝尔(Walter George Bell)编著的《1665年的伦敦大瘟疫》,他对"伦敦的大火"(The Great Fire of London)的描述似乎更加接近真相[12, 13]。图1-3为世界名画"伦敦的大火"[14]。

中世纪的黑死病也给众多的考古学家深刻记忆。如图1-4所示,是由伦敦博物馆的考古学家发掘的,它包含两个集体埋葬沟和一个集体埋葬坑,密集地堆满了数百个骨骼。有证据表明,此东史密斯菲尔德皇家造币公墓是为应对黑死病而创建的两个紧急

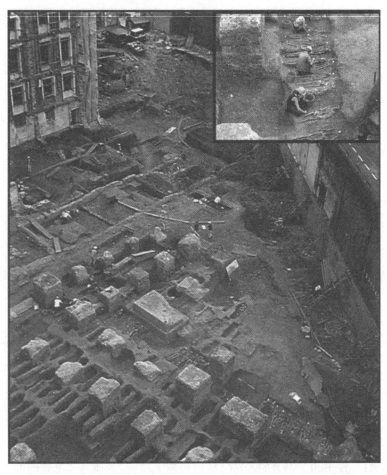

图1-4 东史密斯菲尔德皇家造币公墓

墓地之一[15]。它是目前英国最大、最全面的黑死病公墓。据估计，埋葬在那里的2 400人死于黑死病，其中600余人被伦敦博物馆追回。这为该流行病的研究提供了依据。

在医学领域，中世纪的黑死病和随后的流行病引发的危机，促进了医学教育，制订了许多新措施。这些措施包括临床研究的出现，将外科医生和外科手术纳入医学教育，成立具有执行权限的公共卫生法规和监管委员会，以及试图向治愈患者而不只是隔离患者的医院发展[9]。

第三次大流行——我国公共卫生之父——抗疫英雄伍连德

师出名门的剑桥才子，为何要从马来西亚来中国

关于1910年在中国东北地区流行的鼠疫，以及抗疫英雄伍连德的情况，牛津大学贝列尔学院（Balliol College，Oxford）的卡斯滕·弗洛尔（Carsten Flohr）于1996年在《科学年鉴》（Annals of Science）上发表的，题为"抗疫战士：伍连德及中国公共健康系统的开端"（The Plague Fighter: Wu Lien-teh and the beginning of the Chinese public health system）文章中进行了比较全面的阐述[16]。

伍连德少年时就读于英语学校，毕业后获得了著名的女王奖学金，并于1896年来到英国。1899年义和团起义前，他获得了第一个医学学士学位，并成为第一个从剑桥大学（1902）毕业的中国医学生。他毕业后从事热带疾病的研究，主要是疟疾和麻风病；图1-5（a）为伍连德（1879—1960）1934年时任中国国家检疫局局长的照片。他曾在利物浦热带病研究所的罗纳德·罗斯（Ronald Ross，1857—1932；见图1-5（b））的手下工作。罗斯一生最大的贡献是发现蚊子是传播疟疾的媒介，为此获得1902年诺贝尔生理学或医学奖。伍连德又在德国哈雷（Halle）的罗伯特·科赫前助理卡尔·弗雷恩克尔（Karl Fraenkel），以及法国

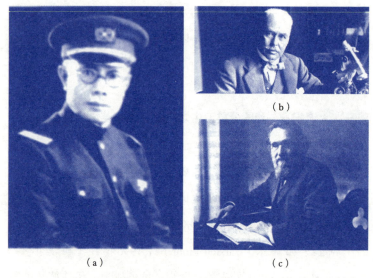

图1-5 伍连德、罗纳德·罗斯和埃利·梅特奇尼科夫
（a）伍连德（1879—1960）;（b）罗纳德·罗斯（1857—1932）;（c）埃利·梅特奇尼科夫（1845—1916）

巴黎的巴斯德研究所的埃利·梅特奇尼科夫（Elie Metchnikoff，1845—1916，见图1-5（c））领导下工作；梅特奇尼科夫长期从事细胞吞噬理论研究，1900年，他发表了《二十年来对传染病的免疫性研究》一文，系统地论述了人体的白细胞和肝、脾细胞吞噬微生物的特性，正式提出最初的噬菌细胞免疫学说（Phagory-Tentheorie），并因此与保罗·埃尔利希（Paul Ehrlich）同获1908年诺贝尔医学与生理学奖。

伍连德回到马来西亚后，他继续在吉隆坡医学研究所从事科学工作。当时，尽管家庭正在经营着非常挣钱的鸦片生意，但他还是积极反对鸦片贸易，然而他的反对显然是无济于事的，这也是他到中国大陆找工作的主要原因。

1907年底，伍连德和他的妻子乘轮船去上海，不久到了天津。在天津，他遇到了一位在英国伦敦时学法律的老朋友丁世元（Ding Shiyuan）上校，老朋友把他介绍给了满族兵役首领、战争委员会主席铁梁（Tie Liang）。伍连德的人脉和他给铁梁留下的印象结出了硕果。这位29岁的医生突然发现自己被提升为天津帝国陆军学院副院长，这是他职业生涯中非常重要的一步。

第三次大流行——1910年东北鼠疫回放

第三次大流行可能始于1855年的中国云南，军队运输使这种疾病迅速蔓延到中国的南部沿海。1894年到达中国香港和广州，1898年到达孟买；到1899年至1900年，蒸汽船已将该病传播到非洲、澳大利亚、欧洲、夏威夷、印度、日本、中东、菲律宾、北美（美国）和南美洲。到1903年，仅在印度，每年就有100万人死于鼠疫，在1898年至1918年间，估计有1 250万印度人死于鼠疫。

1910年11月，伍连德收到了外交部的一份紧急电报，电报由他的朋友绍克·阿尔弗雷德·斯泽（Saoke Alfred Sze）签署："帝国政府，鉴于爆发了一场致命的流行病……需要细菌学专家……调查原因，如果可能的话，要抑制它。"是斯泽向清政府推荐了伍连德。由此，伍连德受任全权总医官，深入疫区领导防治。凭借他对流行病学的深厚造诣和渊博的知识，在抵达哈尔滨之后，通过流行病学调查和解剖尸体等方法，在3天之内就确定了流行的是鼠疫，并提出防疫方案：这种流行病是"肺鼠疫"，主要通过呼吸传播；因此需要采取严格的隔离措施来防止该病的空气传播。同时，需要进行流行病学和病理学研究记录。在获得朝廷全力支持下，在鼠疫流行中心哈尔滨傅家甸进行全面隔离，东北各地及华北也采取严格的隔离措施，然后就是坚持、坚持、坚持，在绝望中坚持。在他的统一指挥和带领下，至1911年3月1日，哈尔滨实现鼠疫零死亡，解除隔离；3月底，东北地区各地的鼠疫全被消灭。一场数百年不遇的大鼠疫，以伍连德率领的中国防疫队伍为主的抗疫战斗，在不到4个月之内彻底消灭。尽管这次鼠疫造成6万多人死亡，一度出现"全村绝户，重病必死"的惨状，但由于它是中国科学家应用科学方法取得抗疫胜利的伟大实践，向世界展示了中国人民的智慧和力量，在全球传染病防治历史上具有里程碑的意义。

1911年，他被推荐为主席，主持在奉天（现在的沈阳）召开的万国鼠疫研究会议。他随后发表的很多与鼠疫相关的科研文章，对全球的鼠疫防治具有重要的学术意义和实践指导作用。之后，伍连德又分别组织扑灭了1919年、1920年、1926年、1932年在东北、上海等地爆发的肺鼠疫和霍乱。1935年，他被推荐为诺贝尔生理学或医学奖候选人。伍连德一生对中国医疗卫生的发展，起到了极其重要的作用。1918年，北京中央医院（今为北京医科大学人民医院分院）诞生，他任首任院长；1922年，受奉天督军张作霖委托，他在沈阳创建东北陆军总医院（现中国人民解放军202医院），这是中国最早的也是最大的军队医院；1926年，他创办哈尔滨医学专门学校（哈尔滨医科大学前身），并任第一任校长。

从对现有文献中记录的场景"回放"，以及比照我们正在经历的"新冠肺炎疫情"，无不为当时有伍连德、现在有钟南山和李兰娟这样的"敢于担当,勇于担当,有能力担当"的抗疫将领感到幸运。

疫情结束后,伍连德团队连续发表了多篇有关东北地区疫情的研究文章,对世界抗疫做出了重要的贡献。以下摘自科学文献的一些有关当时疫情和伍连德团队发表的文章中的照片。图1-6摘自伍连德团队于1913年发表在《柳叶刀》的题为"塔巴甘(蒙古土拨鼠)与鼠疫关系的调查"的文章;图1-6(a)为一只生病的塔巴甘鼠,抓捕前注意头部因打架留下的伤疤;图1-6(b)为塔巴甘鼠的身体骨架[17]。这是一种在东北地区(满洲)很容易看到的鼠,它们或是到处乱跑,或是站在它们的洞穴口,或是站在被它们吃光了草的山丘上。图1-7为对老鼠居住的洞穴路径研究情况,其摘自1913年发表在《伦敦卫生杂志》的题为"第一例东北鼠疫防治设施的报告"的文章[18]。图1-8至图1-13,摘自国外同行1987发表在《亚太公共卫生杂志》的题为"智慧与西方科学:伍连德的工作"(Wisdom and Western Science: The Work of Dr Wu Lien-Teh)的文章[19]。

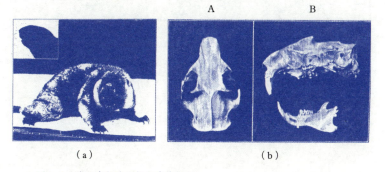

图1-6 塔巴甘鼠的头部和身体骨架
(a)一只生病的塔巴甘鼠,插在图中的小图为鼠的头部;(b)塔巴甘鼠的身体骨架,A:俯视图,B:侧视图

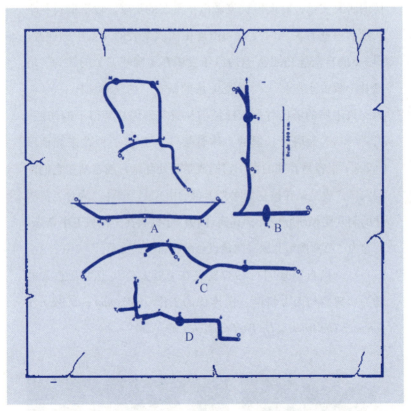

图1-7 对老鼠居住洞穴路径研究的情况,开洞时间A:1911年8月19日;B:1911年8月19日;C:1911年8月22日;D:1911年3月,测量,1911年8月
以A图为例:O_1和O_2为洞穴入口;J为O_1和O_2的连接口;E为地方稍大,用于排便;N为"蜗居巢";T为洞穴的终端。还详细测定了图示各点的深度和宽度,以及各点之间的距离。

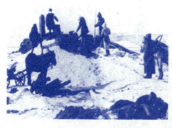
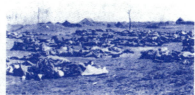
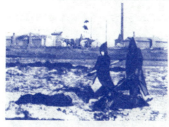

图1-8　东北鼠疫大流行时的亡者场景

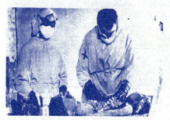
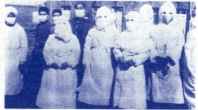

图1-9　东北鼠疫大流行时的防疫人员

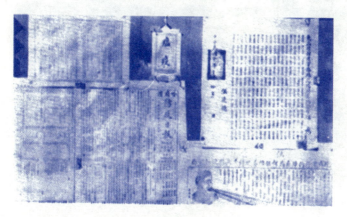

图1-10　中国第一张抗疫宣传墙报

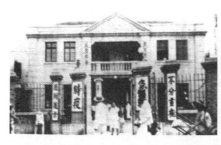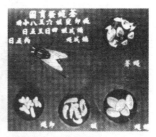

图 1-11　左：1919—1921年上海的抗击霍乱疫情；右：抗击霍乱的宣传墙报

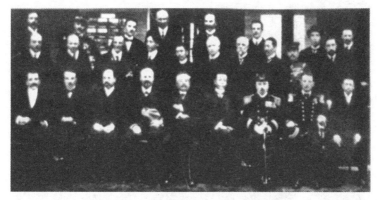

图 1-12　1911年在奉天（沈阳）召开的国际鼠疫会议，主席：伍连德

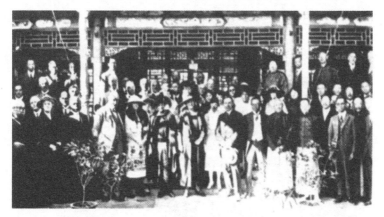

图 1-13　约翰·洛克菲勒1921年9月21日在北京协和医学院开幕式上访问北京；伍连德在洛克菲勒先生旁边，在公共花园餐厅上持出席的来宾

鼠疫是如何被征服的

鼠疫是历史上对人类文明影响最大的传染病，也是历史上研究最早、科学文献记载最多的传染病。尽管至今仍有零星的鼠疫在全球范围内出现，每年仍会造成数千例人被感染[20]。截至2016年3月根据对鼠疫杆菌遗传位点测定，推测全球还有可能在多个国家和地区会出现鼠疫；但100多年来几乎没有出现过爆发流行。其主要原因是随着科学技术的发展，捕捉到了导致鼠疫的"元凶"，揭示了瘟疫传染的"媒介"，发明了克敌制胜的"魔弹"。

第一个捕捉到"鼠疫元凶"的科学家

鼠疫研究的现代史始于1894年6月的中国香港。19世纪90年代，黑死病蔓延通过中国南部的贸易路线，到1894年广东（广州）爆发，很快波及中国香港。1894年5月至10月，在中国香港大流行的鼠疫导致2千人以上丧生，成为中国香港开埠甚至有记录以来最多人死亡的瘟疫，有近1/3的人口逃离中国香港。当时暴徒阻止东华医院将鼠疫患者带走，医生必须携带手枪，并需要一艘炮艇来恢复秩序。有文献记录着医院患者的惨状："在一张浸透了可憎之物的湿漉漉的床垫上，有四具可怕的身躯呈现出来：一个是死了，舌头又黑又肿胀；一个是肌肉搐搦且处于半昏迷状态，看上去马上就要死的样子，检查时发现有巨大的淋巴腺；一个是十岁左右的女童，躺在一堆脏东西里；第四个已经是神志不清。"

图1-14为驻港英军正在疫情主要爆发区太平山摧毁受感染房屋里的杂物；图1-15为被遗弃的临时用来救治鼠疫患者搭建的玻璃房医院[21]。

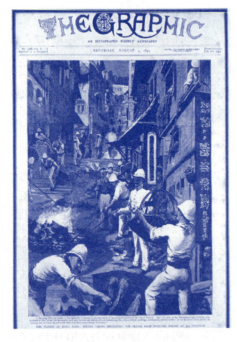

图1-14　驻港英军正在疫情爆发区太平山摧毁受感染房屋里的杂物

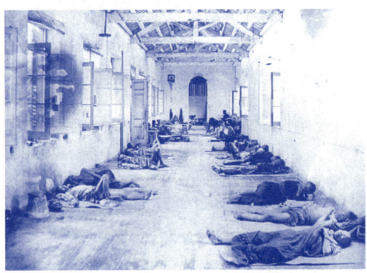

图1-15　被遗弃的临时用来救治鼠疫患者搭建的玻璃房医院

19世纪末，正是巴斯德"细菌致病理论"和"科赫法则（鉴定细菌感染的金标准）"获得细菌学硕果的"黄金年代"。从1877年科赫首先从患炭疽病的动物身上分离到炭疽杆菌，到1892年已经分离获得了14种致病菌，但是，对于鼠疫致病菌还全然不知。

1894年6月12日，曾经在德国科赫实验室工作过7年，已经具有显赫学术地位的日本学者北里柴三郎（Shibasaburo Kitasato，1852—1931）从日本来到中国香港（见图1-16）。北里柴三郎于1883年从东京大学获得医学学位后，在公共卫生部的中央局工作。1885年，政府派他到德国柏林的罗伯特·科赫（Robert Koch）实验室学习细菌学的先进技术。1889年，北里在科赫实验室成功培养出导致破伤风的芽孢杆菌；1890年，他和德国同事埃米尔·冯·贝林（Emil von Behring）共同研究，认为通过注射含有抗毒素的血清可以实现对破伤风的免疫；同年，贝林和北里将这种免疫学的方法应用于白喉和破伤风的治疗，并发表了一篇具有里程碑意义的论文。随后，他作为一名民族英雄回到了日本。他被认为能够成为像科赫一样的伟大科学家。

北里从1894年6月14日开始工作，他很快从一名死亡的鼠疫患者身上发现了一种芽孢杆菌，尽管他有些怀疑，因为尸检是在患者死亡11个小时后进行的。尽管如此，北里一面将分离到的细菌给老鼠注入，同时，在另外一位患者的血液里也看到了这种细菌。当时，负责疫情调查和协调外国来港专家工作的中国香港医疗机构官员、外科医生劳森博士（James A Lowson，1866—？，见图1-16（c）），于1894年6月15日还给《柳叶刀》

的编辑发了电报,说是北里发现了鼠疫致病菌。但是,对方的回答是"到目前为止我们还没有办法作出判决"。这是因为劳森对北里的工作特别感兴趣,特别支持北里的工作,他也急于想看到"伟大的科学事件"在他的手里"诞生"。

1894年8月25日,《柳叶刀》杂志发表了北里对被传染鼠疫患者的状况、从患者血液中发现杆菌的情况,以及在动物上试验的文章[17]。同时,在同期的杂志上发表了编辑的评论性短文:称北里的研究从鼠疫患者的血液里发现了杆菌,尽管这些杆菌的数量很少,但在其培养的动物的脾脏、肺、肝、脑和肠所有体内器官中,用显微镜都发现有杆菌。令北里震惊的是,这些杆菌与霍乱杆菌非常相似,他还将继续进行更为详细的研究[18]。

与此同时,法国或是出于人道主义,或是出于"千载难逢"的重大科学发现机遇,或是出于担心流行病通过与中国香港的广泛贸易传播到国内,殖民卫生服务部的首席医疗官要求耶尔辛去中国香港帮助研究疫情。1894年6月15日,法国年轻医生亚历山大·耶尔辛(Alexandre Yersin,1863—1943,见图1-16(c))抵达中国香港。耶尔辛出生于瑞士,在巴黎完成了他的训练,在那里他取得了法国国籍,并在巴斯德手下工作。他由于与Roux一起分离获得了白喉外毒素也已经在科学界崭露头角。当中国香港疫情爆发时,他正住在越南。但一方面由于年轻,另一方面他不讲英语,所以仅在法语圈里有名气。

耶尔辛在城市里走来走去,注意到10万人口中有近一半逃离,街道上空无一人,几乎也没有船只,许多房屋关闭;在灾区

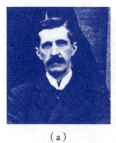 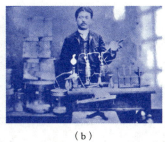 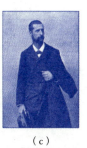

(a) (b) (c)

图1-16 詹姆斯·劳森，北里柴三郎，亚历山大·耶尔辛
(a) 詹姆斯·劳森 (James A Lowson) 香港医疗机构官员、外科医生；
(b) 1889年在科赫实验室工作的北里柴三郎 (Shibasaburo Kitasato, 1852—1931)；(c) 1899年的亚历山大·耶尔辛 (Alexandre Yersin, 1863—1943)

的街道上，许多死老鼠躺在地上。在医院里，耶尔辛没有任何设施，他被告知尸检材料也不可用；因为在科学领域中国家间的竞争也很激烈。耶尔辛带来了一台显微镜、消毒器和一些准备培养基的材料，他毫不气馁地在一个敞开的门廊里建了一个临时实验室。他检查了患者的血液，确信血液中并没有主要的鼠疫杆菌，于是他寻找获得了患者的一个淋巴。幸运的是，耶尔辛被介绍给了维加诺神父 (Father Vigano)，一位意大利传教士和索尔菲里诺 (Solferino) 的老兵。他在日记中如下写道：

6月20日，在维加诺神父的帮助下，我试图说服一些英国水手，他们的职责是埋葬城市和其他医院的死者，让我能在他们埋葬死者之前，从死者身上带走一些淋巴。在分发了几块钱让每个人都能得到小费后，事情就好办了：尸体被运到墓地前，会在地下室里存放一两个小时。棺材打开后，我将掩盖在尸体上的石灰扫去后，对尸体的股部进行清洗，我用不到一分钟的时间就把它切下来跑进了实验室。在实验室的显微镜下,我看到了一团全都一样的真正的杆菌。我从淋巴中挑取少许接种到培养用的琼脂管中,同时也将它注入小鼠和豚鼠体内。我也制备了一份样品送到巴黎。然后回到太平间,试图获得新的病例。我得到了另外两个结果也是很相似的,我的芽孢杆菌可能是导致鼠疫的,但我不确定。6月21日,我继续切割和检查淋巴,我总是发现很多同样的芽孢杆菌。我昨天接种死者淋巴样品的动物都死了,它们都显示出典型的鼠疫症状。他后来写道:"当你年轻的时候,没有什么是不可能的;你总是想象你会取得非凡的成就。"

6月23日,耶尔辛记录的大量来自死者淋巴的类似的杆菌,注入老鼠体内后同样死了;他现在确信他已经分离出了特定的鼠疫微生物。1894年7月30日在巴黎举行的一次科学院会议上,巴斯德研究所所长E. Duclaux博士(1840—1904),阅读了耶尔辛的信件摘要后,对外宣布发现了鼠疫杆菌[24]。图1-17为在1894年《巴斯德研究所年报》中记载的耶尔辛发现的鼠疫杆菌。

北里-耶尔辛之争。虽然,这两位科学家有关鼠疫研究的报告有些不同,但他们都是非常有造诣的细菌学家,而且许多人都承认鼠疫杆菌是耶尔辛和北里两人独立发现的。但在说英语的学术圈里,更多倾向于北里;而在说法语的学术圈里,更多倾向于耶尔辛。

1925年,曾与耶尔辛在越南芽庄一起工作的朱丽·拉格朗日博士(Dr E. Lagrange)撰写了一篇有关鼠疫杆菌发现的论文综

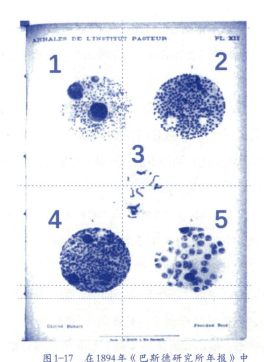

图1-17　在1894年《巴斯德研究所年报》中记载的耶尔辛发现的鼠疫杆菌
1—来自鼠疫患者淋巴腺的细菌；2—来自死于鼠疫大鼠淋巴结的细菌；3—在肉汤培养基中纯培养的细菌；4—人为接种鼠疫杆菌后从小鼠淋巴结中发现的细菌；5—从患者死亡15分钟后的血液中发现的细菌

述，称早在1895年，北里描述的造成鼠疫的细菌就受到日本的质疑：因为他在血液中发现的杆菌其染色呈革兰阳性，而在鼠疫患者淋巴腺中的细菌其染色呈革兰阴性，且其大小也不同；因而北里发现的应该认为是肺炎链球菌。后来，北里也承认，他发现的是革兰阳性菌。这种怀疑在科赫实验室也得到了证实：从鼠疫患者血液中观察到的细菌更像是肺炎球菌。于是，他在1925年担任主席的远东医学会会议上说，是耶尔辛独自发现了鼠疫杆菌。至于以稳重严谨著称的微生物学家为何会犯这样的错误，有人认为，与他身边有一位风风火火急于见证科学史大事的劳森不无关系，也有人说，他的错误在于关键样本取自手指的血液而非病灶（也就是淋巴结），这是因为他多想了一步，从一开始已经在考虑如何发展快速检测的手段——对患者来说，从手指抽血显然比从淋巴结采样简单轻松得多。

关于北里是否第一个捕捉到了"鼠疫元凶"的争论，可能与北里同去中国香港的日本学者青山田美町发表的有关1894年中国香港鼠疫的文章更有参考价值：北里发现了来自鼠疫患者血液和淋巴中的"两个形态不同的"的杆菌，而前者是革兰阳性菌，不是鼠疫杆菌（是链球菌）。他还提到了鼠疫中混合感染的频率，他也在血液中发现了与北里相同的革兰阳性杆菌，但他总结说，"北里的血杆菌不应被视为链球菌以外的细菌"。青山的实验证明，来自由耶尔辛从淋巴腺获得的细菌能够使老鼠感染鼠疫，而北里自己获得的细菌很难使老鼠感染鼠疫[25]。1949年，耶尔辛去世。法国人将原命名为巴氏杆菌的鼠疫杆菌修改为鼠疫耶尔辛菌。但在讲英语的世界学术圈内几乎没有什么变化。直到1976年，一份关于耶尔辛-北里争议的详细分析发表于《细菌学评论》后，大家都认可了耶尔辛是鼠疫致病菌的首位发现者。这份调研报告的作者提出了北里导致错误的可能原因是他的培养物受到了污染。1980年，鼠疫耶尔辛菌（*Yersinia Pestis*）进入了批准的细菌名单，以纪念发现者[24]。

第一个发明"抗鼠疫血清"的科学家

耶尔辛在寄往法国巴斯德研究所研究资料的同时,也寄出了他发现的活的鼠疫杆菌培养物。在那里,亚伯特·卡密特(Albert Calmette)和阿米迪·波瑞尔(Amedee Borrel)开始研究免疫动物和提高抗鼠疫血清用于治疗的可能性,耶尔辛不久也加盟了这个团队。1896年6月26日,耶尔辛在中国广东给第一位患病的儿童使用了抗鼠疫血清。后来,他又用法国寄来的抗鼠疫血清给23位患者治疗,其中21位患者康复,2位去世。然而,巴斯德研究所认为,在免疫过程中使用活杆菌过于危险,取而代之的是加热培养。1896年9月下旬,黑死病到达孟买,耶尔辛被送往英属印度测试新的抗血清的效用[24]。

鼠疫疫苗的大规模使用,是由在巴斯德研究所工作的哈夫金(Waldemar Mordecai Haffkine, 1860—1930,见图1-18)开始用于印度。1893年至1896年,从哈夫金在印度的实地试验结果来看,他被认为是对人类细菌性疾病进行了第一次有效的预防接种。当瘟疫蔓延到孟买时,哈夫金成为(英国)印度政府(1896—1915)的细菌学家。1896年1月下旬,在印度爆发了鼠疫。基于哈夫金对早些时候使用霍乱疫苗的认识,他先安排了154名自愿接受接种疫苗的囚犯,发现:接种疫苗的人中有3人当天死亡,但在随后的6天里没有死亡病例;而在未经接种的191名男子中,3人在接种当天死亡,6人在随后的6天内死亡。当他得到这样一个具有明显保护作用的结果后,在接下来的3个月里,受感染地区有11 000多人接种了疫苗。这是大规模开展鼠疫疫苗接种的开端,随着疫苗的问世,对预防性药物的需求开始增加[26]。

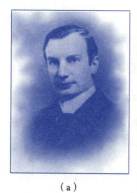
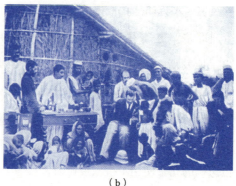

（a）　　　　　　　　　　　　（b）

图 1-18　在巴斯德研究所工作的哈夫金
（a）哈夫金（Waldemar Mordecai Wolff Haffkine，1860—1930）；(b) 哈夫金正在给印度人接种霍乱疫苗

第一个发现"鼠疫媒介"的科学家

中国人早已知道，患有被称为"鼠疫"的病人，患病与老鼠有关。耶尔辛在中国香港时也得出了同样的结论，他还发现在许多死苍蝇身上有大量的鼠疫杆菌存在。此时，巴斯德研究所的鲁克斯建议西蒙德（Paul-Louis Simond，见图 1-19）前往印度支那，尝试跟进耶尔辛的工作，特别是尝试用耶尔辛分离出的芽孢杆菌免疫马制备的血清治疗鼠疫患者。西蒙德对鼠疫是由老鼠引起的关系非常熟悉，他回忆道，在云南的中国人一看到死老鼠就离家出走。此外，在中国台湾，居民们认为与患者接触，或与死老鼠的任何接触是导致鼠疫感染的威胁。在他的笔记本上记录：孟买的一所房子里，在瘟疫流行期间，发现了 75 只死老鼠；他甚至看到一些动物拖着腿在街上跑，摔倒在地，奄奄一息。在他的笔记中记录的另一个观察：有一天，在一家羊毛厂，早上来的员工注意到地板上有大量死老鼠，20 名工人奉命清理死去动

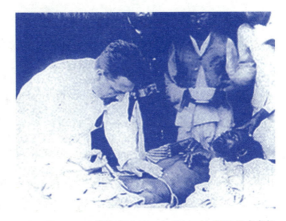

图1-19 西蒙德（Paul-Louis Simond）1898年在卡拉奇为患者注射抗鼠疫血清

物的地板，在3天内，其中10人患上了瘟疫，而其他雇员都没有生病。有两人在房子的地板上发现了几只死老鼠；他们抓住老鼠尾巴把老鼠扔到街上；两天后，两人都患上了瘟疫。1898年5月13日，在孟买，一名男子走进马厩照料他的马，发现地上有一只死老鼠；他抓住老鼠的尾巴把它扔了出去，三天后他得了鼠疫[27]。

当西蒙德大部分时间忙于血清治疗时，他的想法却在别处——他对瘟疫似乎是从患者传播到健康人身上的神秘方式很感兴趣，这些人经常被相对较远的距离隔开，显然彼此没有任何接触。西蒙德是一位非常有经验的临床医生，他发现在一些鼠疫患者的皮肤上有不同大小的斑点，而这些粉红色的斑点总是与淋巴有关，且在显微镜下可以看到有鼠疫杆菌，提示有可能是吸血昆虫在鼠疫传播中起作用。此外，西蒙德还观察到以死于鼠疫的老鼠为食的跳蚤胃里也有鼠疫杆菌。西蒙德开始质疑他观察到的现象：为什么只有接触到在几分钟内死于鼠疫的老鼠时才会感染鼠疫，而如果人们接近或触摸已经很冷的死老鼠，可能一天前或更早死亡，则不会被感染？"我们必须假设，"西蒙德推测，"在一只死老鼠和一个人之间一定有一个中间宿主——这个中介可能是跳蚤"。西蒙德确信鼠蚤（cheopis）传播这种疾病，但他必须通过实验证明这一假设是正确的。于是他设计了完整的实验方案，他用长镊子抓起一只刚死于鼠疫的老鼠，立即扔进一个纸袋，然后再把纸袋扔进装满肥皂的温水的大容器里。当袋子浸在水里时，用锋利的剪刀把它切开，这样的话，跳蚤附着在死老鼠的皮毛上，但它们的作用就被削弱了。西蒙德从老鼠皮上取了几只跳蚤放在显微镜下，他观察到跳蚤的肠子里充满了鼠疫杆菌。而对照研究中，他在显微镜下观察了从健康大鼠身上提取的跳蚤，发现没有鼠疫杆菌。他还意识到，被感染的跳蚤跳出老鼠的时间实际上仅限于老鼠死亡后的短时间段。因为跳蚤不耐寒，试图离开死去的老鼠，而死亡的老鼠身体正在变寒，它们想寻找皮肤温暖的新宿主，最好是老鼠，如果没有老鼠，它们就会跳到人类身上。

西蒙德后来搬到了印度的孟买和库拉奇，在那里他可以进行一个谋划了很长时间的重要实验。西蒙德用一个很高的玻璃罐子，在底部放了一些沙子和一只患鼠疫的老鼠，老鼠身上带着跳蚤，罐子的顶部覆盖着一层细网。24小时后，老鼠即将死去，西蒙德掀开罐子的盖子，小心翼翼地把一个挂在空中的小笼子插进罐子里，笼子的绳子系在罐子盖子的中心。这个小笼子里

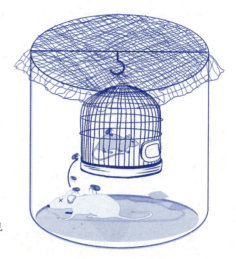

图 1-20 西蒙德设计的"发现鼠疫媒介"模型

有一只健康的小老鼠,病鼠蜷缩在玻璃罐的地板上。吊笼的底部是用筛子做成的,有相对较大的开口,这样吊笼内健康大鼠与病鼠无任何身体接触(见图 1-20)。然而,病鼠身上的跳蚤可以毫不费力地从罐子底部跳到挂在上面的笼子里。当罐子底部的鼠疫鼠死后 5 天,吊笼内的老鼠也出现鼠疫。由此,1898 年 6 月 2 日,鼠疫的传播途径问题得到解决。1898 年 10 月,这篇文章发表在《巴斯德研究所年鉴》上[27]。

随着 100 多年来对鼠疫流行病学的研究,已经基本搞清楚了鼠疫的传播规律和途径。图 1-21 是目前研究比较清楚的以小型哺乳动物为宿主、跳蚤为媒介的"人畜传播循环""地方性动物传播循环"和"家畜传播循环"规律,以及肺鼠疫和腺鼠疫传播的主要途径和气候对鼠疫传播的影响等[28]。图 1-22 为跳蚤的解剖示意:吸血、体内细菌及传播[29,30]。

随着对鼠疫流行病学研究的逐步深入,以及政府在公共卫生

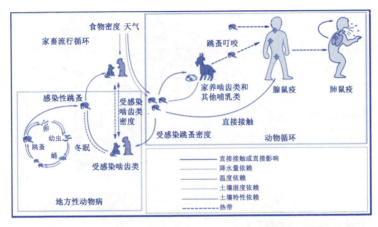

图 1-21 以小型哺乳动物为宿主、跳蚤为媒介的鼠疫循环传播途径

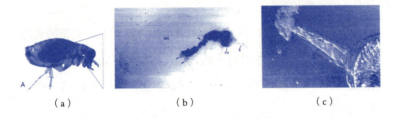

图 1-22 跳蚤的解剖示意：吸血、体内细菌及传播
（a）吸满鲜血的跳蚤；（b）黑色箭头所示为在跳蚤的前胃（PG）和中肠（MG）中充满了鼠疫耶尔辛菌的菌膜；（c）跳蚤叮咬机体后从食管（E）中将细菌注入进去

方面的努力和民众的参与，各种灭鼠方法在全球展开。特别是，美国于1912年7月9日颁布法令，在商业船只上广泛使用鼠疫防护装置；在海上船只和港口设施中捕杀老鼠，对船只进行熏蒸，并在任何可疑区域使用杀虫剂，而在检疫站隔离假定感染的患者。图1-23为一种在船只上使用的防鼠装置，其为一种圆形的金属"盾牌"，放置在系泊缆上，使老鼠在停靠时几乎不可能爬到船上或从船上下来[1]。

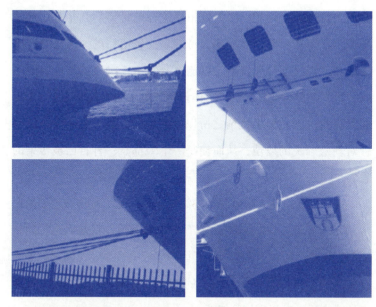

图1-23 一种系在船只泊缆上的防鼠装置

抗疫之路漫漫修远兮，科学研究上下而求索

瘟疫之所以让人恐惧的第一个原因是，其病原体具有"泛传播性"（panepidemic），即"大流行"，其与一般意义上的"流行"（epidemic）的最大区别在于，其传染的地域不仅仅局限于某些区域，而是在很大的地域范围内（如全球的多个国家和地区）；其传染的人群不仅仅局限于某些人群，而是涉及几乎所有的人群。切断传染性的主要方法，一是依靠公共卫生的方法切断传播途径；二是依靠接种"疫苗"对人体进行免疫，从而在根本上将传染病原体"扼杀"在被感染的机体内。长久以来，包括我国在内的世界上很多国家，把鼠疫和霍乱作为"一号传染病"而必须实行"强制免疫"，也称为"计划免疫"，其费用由各国政府承担。尽管像鼠疫这样的传染病几乎都已经接种疫苗,但在世界很多国家,特别是比较落后的国家还是有感染患者。在这部分患者中,可能部分是由于没有接种疫苗的原因;另一部分可能是人的"个体差异"而无免疫效果的原因。目前大流行的新冠肺炎疫情之所以令人恐惧,是因为还没有发明针对新冠肺炎的疫苗,从而使每一个人都有一种自己被传染的恐惧。

瘟疫之所以让人感到恐惧的第二个原因是,很多被感染的患者"无药可救",即"高死亡率"带来的恐惧。目前大流行的新冠肺炎疫情之所以令人恐惧,是因为还没有发明针对新冠肺炎的有效药物,从而使每一个人在恐惧被感染的同时,又恐惧一旦不幸被感染后面对死亡的可能性。

目前,像鼠疫和麻风这样的"烈性传染病",即使被传染,其死亡率也是非常之低,因为现有的抗菌药物都能够杀灭这些侵入体内的致病体,这为拯救鼠疫患者构筑起了生命的"保护网"。随着生命科学和生物技术的发展,有关鼠疫的研究还在继续,特别是从分子遗传学的角度,研究细菌的传播机制和耐药机制;从分子病理学角度,研究机体的免疫应答机制等。通过这些基础研究,不仅有助于指导开发新型的鼠疫疫苗和药物,且有助于提升临床诊断和治疗的水平,同时对流行病学和传染病学的发展具有重要的意义[26, 27]。

今天,通过再现被喻为"死亡者之舞"的鼠疫那样大流行的历史场景,比照目前正在大流行的新冠肺炎疫情,我们不难看到:抗疫之路漫漫修远兮,科学研究上下而求索。

正在肆虐全球的新型冠状病毒肺炎大流行

"死亡者之舞"的鼠疫给人类带来了不可挽回的伤害,同时也推进了科学的进步和知识的补充,最终鼠疫被人类所控制。美国作家帕慕克(Pamuk O.)在其所著的《大流感:最致命瘟疫的史诗》(The Story of The Deadliest Pandemic in History)中写道:"当流行疾病真的来临时,他们用自己的生命抵挡病魔前进的脚步,运用自己所有的知识来击败它。但无法击退病魔时,他们构建和完善知识体系以期能够最终战胜病魔。最终从流感爆发中获取科学知识与未来的医学。"目前大流行的"新冠肺炎"疫情也正是我们正经历的一次大流行。从2019年底在中国武汉首次发现感染病例到现在全球都正经历疫情爆发,全球累计感染人数还在不断上升,这场无硝烟的"人民战争"还在继续。

为何要叫"新型冠状病毒肺炎"

病毒是一种大小100纳米左右的裸眼看不见的微小生命体,它只能通过寄主在动物、植物或微生物中得以生存和繁殖。冠状病毒是一种有包膜的RNA病毒,表面有穗状突起,在电子显微镜下呈冠状外观,因此而得名。图1-24为一个简单的冠状病毒结构示意图和3D电子显微镜照片模拟。近年来,有4种通常引起轻微的呼吸道疾病的冠状病毒,即HKU1-CoV、NL63-CoV、229E-CoV和OC43-CoV在人类中传播流行,这些病毒对幼童和老年的威胁比较大。

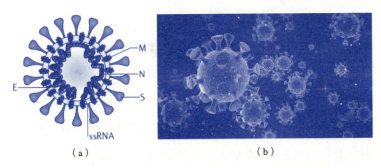

图1-24 冠状病毒结构示意
(a) 一个简单的冠状病毒结构示意; (b) 3D电子显微镜照片模拟
S—包膜糖蛋白鞘; E—包膜; M—膜; N—核衣壳; ssRNA—单联RNA

在过去的20年里，发生了两起由动物转移病毒到人类导致引起严重疾病的疫情。第一起于2002年至2003年，起源于蝙蝠通过中介果子狸传染给人类的新β属冠状病毒，该病毒被指定为严重急性呼吸系统综合征冠状病毒（SARS-CoV），主要在中国内地和中国香港感染（8 422人），在得到控制之前造成916人死亡（死亡率11%）。第二起是2012年，同样起源于蝙蝠的中东呼吸综合征冠状病毒（MERS-CoV）在沙特阿拉伯出现，以单峰驼为中间宿主，感染2 494人，造成858人死亡（死亡率34%）。经对这些冠状病毒的传播研究，包括近年来出现的仔猪急性腹泻综合征（SADS-CoV），发现这些病毒在遗传学上都是不同的，其首先寄主于天然宿主（蝙蝠和老鼠），然后转移到中介动物，再传递到人，如图1-25所示，但一旦传递到人，就会造成"人传人"流行的可能[33]。2019年年底起，在中国武汉爆发的不明病因的肺炎，很快被中国几个独立的实验室鉴定为一种新型β属冠状病毒[34]。因为其与已经研究的冠状病毒相比在遗传学上有所不同，2020年2月11日，世界卫生组织（World Health Organization，WHO）与世界动物卫生组织（Office Internationaldes Epizooties，OIE），以及联合国粮食与农业组织（Food and Agriculture Organization，FAO）协商，最后将此新人类传染病命名为"COVID-19"，而其病毒的名称为"SARS-

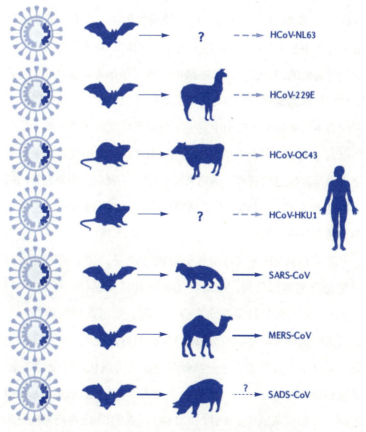

图1-25　近年来流行的冠状病毒传染病的传染途径

------: 表示可能的种间传播； ———: 表示中间动物感染； - - ->: 表示人类轻度感染； ——>: 表示人类或者动物的严重感染

CoV-2",但在非专业的文章中都写成"约定俗成"的COVID-19病毒(coronavirus disease 2019的缩写)[35]。

COVID-19病毒来自哪里？

对于COVID-19病毒，科学家们正在竞相寻找其来源；一项研究发现，蝙蝠冠状病毒与COVID-19病毒遗传物质有96%的相似性[36]。蝙蝠可以将其自身携带的病毒传播给人类，但是，目前从人体中分离到的病毒的受体结合结构域，即病毒与感染人体细胞时需要的结合位点，与蝙蝠中的病毒存在关键性差别。这表明这种特殊的蝙蝠冠状病毒并没有直接感染人类，而是可以通过中间宿主，并在中间宿主中发生了变异后将其传播给人类。广州华南农业大学的研究人员在2020年2月7日的新闻发布会上提出穿山甲是此次冠状病毒的动物来源；但这一观点受到研究者们的质疑和否定[37]。目前，对于新冠病毒COVID-19的中介传播动物，还没有确定的结论。

随着COVID-19病毒菌株的分离并测序，许多研究者对其进化及分型进行分析，从而便于追踪其扩散途径。在2020年3月2日，中国医学科学院北京协和医院、中国疾病预防控制中心、美国加州大学洛杉矶分校等5家机构的研究人员在预印本网站(bioRxiv)在线发表了一项针对新冠病毒演化过程中的突变、重组和插入的研究[38]。他们收集并分析了120个新冠病毒基因组序列，并根据基因组上8 517和27 641位点的SNPs将病毒株分为两个主要类别(G1和G2)。另外，3日，北京大学陆剑和中国科学院上海巴斯德研究所崔杰共同发表《国家科学评论》(*National*

Science Review)的研究,比对了103株COVID-19病毒全基因组序列,进行了分子进化分析,并根据在8 782和28 144位点的两个SNPs定义了L和S两个亚型[39],且研究发现在中国武汉早期分离的菌株主要是S型,而L型菌株较晚些出现,却逐渐占主要部分。目前,据GISAID数据库网站收集来自六大洲53个国家的病毒样本序列[40],截至2020年6月17日2 929株COVID-19系统发育树如图1-26所示,从图中可知其中S亚型(属于Clade 19B)只占其中小部分,其他都属于L型;随着样本量的增多,COVID-19病毒株的基因组序列也存在越来越多的差异性。图1-26中不同颜色块代表不同大洲,能够发现亚洲区域分离的病毒大部分属于Clade 19A及19B;而欧洲区域分离的病毒大部分属于Clade 20A、20B及20C,这可能是因为欧洲区域样本获取的病毒较第一次出现过去了较长时间,病毒已发生了多步突变。GISAID

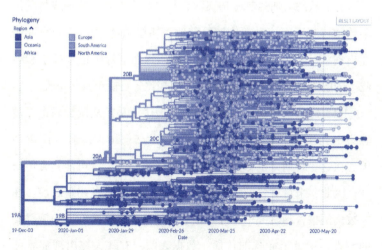

图1-26 截至2020年6月17日2 929株COVID-19系统发育树,来源于GISAID数据库网站

数据库网站也将不同地区不同分支COVID-19病毒的扩散情况在地图上标示出来。目前,根据已有基因组数据,揭示COVID-19病毒最早的根还是在武汉,除非找到比武汉更早的病毒样本。

彻查"隐匿"的病毒

随着COVID-19的爆发继续演变,2020年4月2日,WHO发布的新冠肺炎疫情报告(第73期)将新冠病毒传播途径分为有症状、症状前和无症状三种传播途径[41]。已经"一目了然"有症状者,除了需要隔离外,同时需要治疗;而症状前和无症状者,为了"防患于未然",需要彻查这些"隐匿"的病毒。

(1)有症状传播。有症状的COVID-19病例是指出现与COVID-19病毒感染相一致的体征和症状的病例。有症状传播是指一个人在出现症状时传播疾病。已有数据表明COVID-19主要是由有症状的人通过呼吸道飞沫,与受感染者直接接触或与受污染的物体和表面接触而传播给其他密切接触者[42]。且研究证明在出现症状后的头3天,COVID-19病毒在上呼吸道(鼻子和喉咙)的脱落最多,与出现症状3天后相比,可能更具传染性[43]。

(2)症状前传播。COVID-19的潜伏期是指从接触病毒(被感染)到出现症状之间的时间,平均为5~6天,但可长达14天。在这一时期,也称为症状前时期,一些感染者可能具有传染性。因此,来自症状前病例的传播可能发生在症状出现之前。在少数病例报告和研究中,通过接触者追踪和加强对确诊病例群集的调查,记录了症状前传播。数据表明,有些人在出现症状前1~3天COVID-19检测呈阳性[44]。因此,感染COVID-19的人有可能在出现明显症状之前传播病毒。值得注意的是，症状前传播仍然是病毒通过传染性飞沫或接触污染表面传播。

（3）无症状传播。实验室确诊无症状病例是感染了COVID-19但未出现症状的人，无症状传播是指病毒由没有出现症状的人传播。迄今为止，还没有记录表明有无症状传播，但是并不能排除它发生的可能性。在个人防护时，还是需要多加注意。

对于无症状感染者，国家卫生健康委发布的《新型冠状病毒肺炎防控方案（第六版）》中给出定义，是指无临床症状，呼吸道等标本新冠病毒病原学或血清特异性免疫球蛋白M（IgM）抗体检测阳性者。国家也较早地做出应对措施，在1月28日国家卫生健康委发布的《新冠病毒感染的肺炎防控方案》(第三版）中将新型冠状病毒无症状感染者纳入防控管理，在其后的修订过程中均对无症状感染者的报告、管理等提出了明确具体的要求。并且3月26日，李克强总理在主持召开中央应对新冠肺炎疫情工作领导小组会议时强调"要高度重视防治无症状感染者"。为了更好地了解无症状感染者，我国科研人员也对无症状感染者的临床指标进行了一些研究。首次确证报道是在3月1日发表在《中华医学杂志（英文版）》，此患者是接触到还未表现症状的感染者而被关注，才被诊断为"无症状感染者"[45]。武汉大学医学部中南医院感染科熊勇等人比较了33名无症状感染者和45名有症状感染者，发现无症状感染者CD4+T淋巴细胞消耗较少，表明无症状感染对免疫系统的损害较有症状感染者轻；同时发现无症状感染者病毒"脱落期"（中位时间8天，最长12天）较有症状感染者短（中位时间19天，最长24天）[46]。之后重庆医科大学研究人员发现无症状感染者病毒"脱落期"（中位时间19天）却较有症状感染者短（中位时间14天），但是他们有症状感染者都只是轻度症状，比已报道有症状感染者的病毒"脱落期"还是短的。另外研究还发现不管有症状感染者还是无症状感染者的IgG和中和抗体都较快下降，这可能将影响之后疫苗接种后的有效期限。对于无症状感染者是否可以传染目前还没有明确的证据。

按国家规定，5月14日至6月1日对武汉市民进行了一次集中核酸检测。此次共检测了近990万人，其中无症状感染者占比仅0.303/万，共300人，其中无一例转确诊。追踪密切接触者1 174人，核酸检测结果也均为阴性。另外，武汉市疾控中心对这300名无症状感染者的家庭及居住环境进行采样，且对无症状感染者使用过的口罩、水杯、牙刷、手机、地板、家具、门把手、卫生间、地漏等采集擦拭样，并采集了部分电梯按键、楼道物品等擦拭样，共3 343份样品，检测结果均为阴性。武汉市疾控中心对这300名无症状感染者进行血清抗体检测，结果显示，IgG单阳187人，IgG、IgM双阳3人，IgG、IgM双阴110人，没有提示为近期感染的IgM单阳情况，表明这些无症状感染者都是感染了一段时间。李兰娟院士在内的专家对集中核酸检测排查的数据进行了分析研判，基于这次排查未发现无症状感染者传染他人的情况和以上这些数据，再一次表明目前没有发现无症状感染者具有传染性。

中国疫情大爆发

2019年12月下旬，中国湖北省武汉市当地卫生机构报告了一组病因不明的肺炎患者[37]。中国启动了传染疾病监测系统（这是在SARS爆发后建立），并将患者的呼吸道样本送往参考实验室进行病因调查。2020年1月3日，中国向世界卫生组织通报了疫情，2020年1月7日，该病毒被确认为一种冠状病毒，与蝙蝠冠状病毒95%同源，且70%与SARS-CoV相似。2020年2月，世界卫生组织宣布将新冠肺炎正式命名为"2019冠状病毒"（COVID-19）。

我国武汉的第一例死亡病例报告是2020年1月9日，患者为男性，61岁，因呼吸衰竭、重症肺炎入院，同时患有腹部肿瘤及慢性肝病。入院后给予对症支持、抗感染、呼吸机辅助呼吸、持续ECMO体外生命支持等治疗后，症状无好转，于2020年1月9日晚心跳停止，经抢救无效死亡。病原学检测结果提示新型冠状病毒核酸阳性。死亡诊断为重症肺炎，急性呼吸窘迫综合征（重度），脓毒性休克，多器官功能衰竭，严重酸碱代谢紊乱，肝硬化；直接死亡原因为呼吸循环衰竭。

1. 病例增长

2020年1月下旬，病例数量开始呈指数级增长如图1-27所示。1月20日晚钟南山院士明确表示新型冠状病毒肺炎存在人传人的现象[48]。2020年1月21日报道15名医务人员确诊为新型冠状病毒感染的肺炎病例，进一步确定人传人的存在。由于正赶上中国农历新年期间的大规模人员移动助长了这种流行病，中国其他省份、国外国家也陆续报告此种病例。为控制疫情，中国疫情大爆发中心武汉于2020年1月23日开始实施出行禁令，全国各地陆续启动了紧急应对重大突发公共卫生事件一级响应措施。3月31日，*Science*发表了来自中国、美国和英国的22位科学家联合完成的研究"中国COVID-19疫情爆发的最初50天内传播控制措施的调查"，表明武汉封城让中国新冠肺炎感染者的总病例数减少96%，对疫情的遏制起到了至关重要的作用[49]。在2020年2月12日，中国改变了对确诊病例的定义，将阴性/未完成分子检测但具有临床、放射学和流行病学特征的COVID-19患者包括在内，导致一天内新增病例1.5万例。

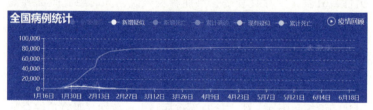

图1-27 截至6月18日全国新增确诊及累计确诊人数曲线[51]

2. 新增病例下降

2020年2月下旬，全国新增人数呈现下降趋势。3月24日湖北省人民政府官网发布了《湖北省新型冠状病毒感染肺炎疫情防控指挥部通告》，通告指出从3月25日零时起，对持有湖北健康码"绿码"的外出务工人员，经核酸检测合格后，采取"点对点，一站式"的办法集中精准输送，确保安全有序返岗。从4月8日零时起，武汉市解除离汉离鄂通道管控措施，有序恢复对外交通，离汉人员凭湖北健康码"绿码"安全有序流动，全国各地也相继开始复工。5月14日，武汉市部署在全市范围内开展集中核酸检测。截至6月21日0—24时，武汉全市新增确诊病例0例，新增死亡病例0例，新增疑似病例0例，且现有确诊病例0例，现有疑似病例0例；同时也对环境样本进行核酸检测，目前结果都为阴性。

  国内疫情基本稳定了，大家都开始有条不紊地准备复工复学时；北京在连续56天无本地新增确诊病例后，在6月11日爆出新增1例新冠肺炎确诊病例。6月11日0时至6月21日24时，北京累计报告本地确诊病例236例，尚在观察的无症状感染者22例。根据国家卫生健康委员会官方网站发布截至6月21日24时，据31个省（自治区、直辖市）和新疆生产建设兵团报告，现有确诊病例349例（其中重症病例12例），累计治愈出院病例78 413例，累计死亡病例4 634例（5.6%），累计报告确诊病例83 396例，现有疑似病例15例。累计追踪到密切接触者758 023人，尚在医学观察的密切接触者7 236人。6月21日0—24时，31个省（自治区、直辖市）和新疆生产建设兵团报告新增确诊病例18例，其中境外输入病例7例（上海3例，陕西2例，天津1例，辽宁1例），本土病例11例（北京9例，河北2例）；无新增死亡病例；新增疑似病例2例，均为本土病例（均在北京）。境外输入现有确诊病例89例（其中重症病例1例），无现有疑似病例。累计确诊病例1 876例，累计治愈出院病例1 787例，无死亡病例。

  对于北京疫情爆发，在6月21日已经将本土新增病例控制在个位数，这是个好消息。在感染者确诊后，防控人员对新发地市场人和环境样本的咽喉拭子进行的初步实验室调查发现，45份人类样本呈阳性（报告时均无症状），40份环境样本呈阳性；确定这次疫情爆发主要来源于农贸市场，并且在冷链食品（三文鱼、肉等）表面检测到阳性病毒，这提醒我们在处理这类食品需要多加注意。国家提出建议措施，买回家的生肉尽量不要用水冲洗，防止增加感染的可能性，并且一定要煮熟才食用。从感染者体内获得病毒测序后，结果表明为L型，与中国前期本土产生病毒亚型（S型）不同，而与欧洲毒株相似。WHO回应，这测序结果表明北京此次疫情爆发的毒株是外来引入的，但并不意味着起源于欧洲。6月22日，中国疾控中心副主任冯子健在新闻中回应："由现在的病例发生数、确诊数，再到新发疾病的发病时间、发病曲线、来源作分析，新发地市场暴露的人员看来是已经接近尾声。目前新发的病例主要是新发地直接暴露人员带到社区造成的传播，但是传播水平非常低。这次北京疫情发现非常早，控制非常有力，有效控制了疾病蔓延，所以整个疫情是可控的。"

世界疫情大爆发

3月11日WHO官方宣布COVID-19进入全球大流行状态，之后欧洲出现了爆发的态势，成为世界疫情的中心。截至2020年6月22日，全球累计确诊有886万人，累计死亡46万（5.2%），其中累计确诊人数美洲地区437万，欧洲地区有254万，东地中海区域91万，东南亚地区60万，非洲地区22.4万，西太平洋地区20.5万[52]。全球感染新冠病毒人数仍在以大于10万人/日速度增加（见图1-28），面对疫情在全球开始爆发，世界各国都开始采取措施。

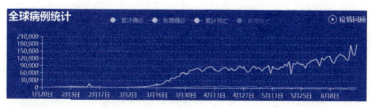

图 1-28 截至 6 月 21 日全球新增确诊趋势[51]

美洲地区是目前最严重的地区,不仅总的累计感染人数最多,且新增确诊人数也最多,是全球确诊感染的主要来源,其中最严重的是美国与巴西。截至 6 月 22 日,美国累计确诊 224 万人(死亡率 5.3%),较 4 月初累计人数翻了近十倍;巴西累计确诊 106 万人(4.7%)。在美国疫情还未完全控制情况下,美国总统特朗普便提出 5 月复工的计划,在 4 月 30 日,美国 50 个州已经有 13 个州部分开放,另有 7 个州宣布了开放日期,其实这不仅是因为总统计划,还有经济压力促使美国开始复工。也正因为如此,美国确诊人数逐渐增加,没有减缓趋势(见图 1-29)。另外在 5

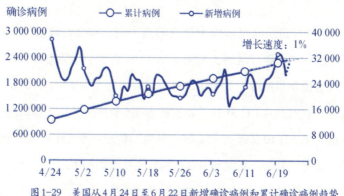

图 1-29 美国从 4 月 24 日至 6 月 22 日新增确诊病例和累计确诊病例趋势

月底，美国因黑人之死而引起大规模的抗议示威活动以及"阵亡将士纪念日"，使得美国新增病例数较之前出现增加，达到每日新增病例达3万人。截至6月22日，美国现确诊人数达5万人的州有15个，且大部分州确诊感染人数在1万人以上。

美洲另一个值得现在关注的国家是巴西，在4月6日其累计确诊人数才14 034人，但现在其每日新增确诊人数达5万多人，其中6月18日新增人数最多，高达54 771人，且目前累计确诊人数增长速率仍在不断上升（见图1-30）。

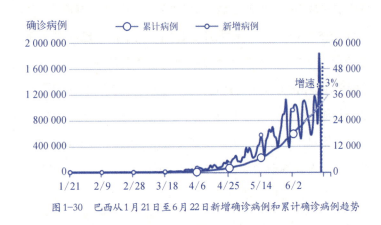

图1-30 巴西从1月21日至6月22日新增确诊病例和累计确诊病例趋势

在4月初欧洲疫情最为严重的意大利，如今在政府的控制下，已得到了很好缓解（见图1-31）。在确诊了感染患者后意大利政府便在当地时间1月31日宣布意大利进入为期6个月的紧急状态，意大利从1月31日开始实施为期6个月的紧急状态以应对疫情，从3月10日起进入全国"封城"状态直至5月3日，再逐渐开始复工复产。意大利也是成功控制疫情的国家之一，他们在恰当的时间做出迅速措施是成功防疫的关键。

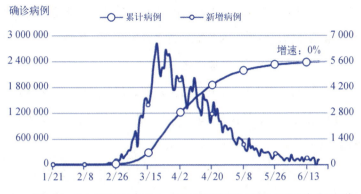

图1-31 意大利从1月21日至6月22日新增确诊病例和累计确诊病例趋势

当前,欧洲较严重的国家是俄罗斯。截至6月22日,俄罗斯累计确诊58万人(死亡率1.4%),新增确诊7 728人;且从3月下旬开始到现在,俄罗斯累计确诊人数逐渐上升,且在4月下旬,新增确诊一直保持在1 000～1 200之间,没有明显下降趋势(见图1-32)。在我国疫情爆发后,俄罗斯是最先反应的国家,立刻加强自己国内的疫情防控,甚至俄罗斯还直接关闭了边

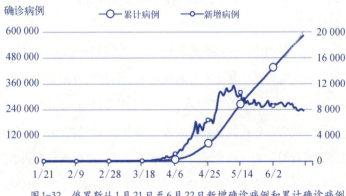

图1-32 俄罗斯从1月21日至6月22日新增确诊病例和累计确诊病例趋势

界，禁止我国国人入境。但随着欧洲疫情爆发，欧洲输入感染者是引起俄罗斯疫情爆发的起始；而之后政府没有严格的防控也是之后新增确诊人数不减的原因之一。

除此之外，印度、智利、哥伦比亚、墨西哥四个国家的6月22日新增确诊人数都在5 000人以上，许多国家确诊人数仍在不断上升。

从中国的防疫经验来看，中国竭尽全力保障了公民不受感染，在防控上不惜以牺牲经济为代价，在短时间内迅速降低了病毒在社区内传播，并迅速恢复了社会秩序，竭力恢复社会经济的发展。中国国家强大的决心和民众的配合力，不是其他国家都能复制的。许多国家为了经济，对疫情防控不加重视，甚至试图寻找其他决策。比如，美国总统特朗普屡次淡化疫情危险性，渴望复工，希望尽快让经济重启；而英国首相鲍里斯·约翰逊曾宣布放弃积极抗疫，首次抛出群体免疫策略，由于反馈惨烈，已经收回。英国首相鲍里斯·约翰逊也在此次大爆发中感染了病毒，2020年4月6日晚因感染恶化，转入重症监护室治疗，目前已成功治愈出院。

目前，各国已坦然接受新冠病毒的广泛传播现实，许多国家采取终止所有贸易、禁止所有商业航班、暂停所有非必要商业活动、禁止入境、强制居家隔离、停工停课等措施。同时，WHO动员国际社会，寻找能够显著加快干预措施发展的方法。世卫组织"研发蓝图"是一项全球战略和准备计划，可在流行期间迅速启动研发活动。它的目标是快速获得有效的测试、疫苗和药物，以用于拯救生命和避免大规模危机。根据"研发蓝图"，WHO于

2020年2月11日至12日召开全球研究与创新论坛,以动员国际社会采取行动,查明应对新冠肺炎疫情至关重要的知识差距和研究重点,为控制新冠肺炎疫情做出贡献。此论坛的目标有两个方面,目标一(当前优先事项):加速有助于遏制这一流行病蔓延的研究,并促进受影响者获得最佳治疗;同时在每个专题研究领域内充分整合创新。目标二(中长期):支持研究重点,促进全球研究平台的发展,帮助为下一次不可预见的疫情做好准备,鼓励根据公共卫生需求加快研究、开发和公平获取诊断、治疗和疫苗。来自世界各地的400多名与会者参加了全球研究与创新论坛,其中包括科学家、会员国代表、公共卫生专业人员、资助者和私营部门代表,目的是加快创新发展,控制疫情[53]。

未来在哪里

目前,中国国内疫情基本得到控制,国外疫情仍在爆发,我们开始思考这场"战疫"将会走向哪里?2020年3月26日发表在《大西洋》上一篇"大流行怎样才能结束?"(*How the pandemic will end*)的文章[54],分析了新冠肺炎疫情的三种可能性及疫苗研发情况。

1. 疫情的三种可能性

(1)像2003年SARS,全球各国同时将疫情控制住,但根据如今新冠传播的广度和速度,这种可能性微乎其微。

(2)新冠病毒肺炎疫情将重复以往瘟疫的老路:它席卷全世界,留下具备免疫力的幸存者,由于找不到宿主而逐渐消亡,即人类获得"群体免疫";"群体免疫"是省事且诱人的选项,但极度危险；新冠病毒比流感病毒更致命，也许会使几百万人死亡，并将全球医疗系统摧毁；英国先前便是考虑了这种应对措施，目前已经收回。

（3）世界与新冠病毒打持久战，直到疫苗被开发；这是一种较好的结局，但过程漫长且艰巨。

2. 研发疫苗

针对第三种可能性，我们首先需要能够研发出疫苗。因此，全球估计有N多的企业和研究机构正在研究开发COVID-19疫苗。WHO在6月22日发布的COVID-19候选疫苗的前景草案的报道中[55]，报道已经有1个候选疫苗已快速进行了3期临床实验，是牛津大学和阿斯利康合作开发的非复制病毒载体类疫苗，其已成为世界疫苗研发行列中的领先者之一。阿斯利康预计，计划到9月份可为英国生产3 000万剂疫苗，如果明确证明此疫苗安全有效，将会让英国成为第一个广泛接种疫苗的国家。另外2个候选疫苗已进行了2期实验，分别是由中国康赛诺生物制药公司（CanSino Biologics Inc.）与北京生物技术研究所合作开发的非复制病毒载体疫苗，以及由美国生物医疗公司（Moderna Therapeutics）与美国国立过敏与传染病研究所（National Institute of Allergy and Infectious Diseases，NIAID）合作开发的RNA疫苗；前者是我们常见的疫苗类型，而后者是一个新方法，还未在人类身上得到证明。无论是哪种策略更快速，专家预计都需要12到18个月开发新疫苗，并需要更长时间制造、运输并大规模推广。所以我们可能需要一段时间采取隔离措施。

目前，我们对新冠病毒了解仍然太少，以上可能性都是基于对以往发生的瘟疫流行结果推测出来的,对于新冠病毒的流行我们还缺乏想象力。病毒的两种未知特性,即季节性和人体免疫的持续性,将会给此次疫情的未来带来变数。冠状病毒倾向于冬季爆发,夏季消退;COVID-19可能也是这样;但这次病毒的季节性不一定会像流感病毒那样消退,因为现在传染的人数众多。人体免疫的持续性是指人们感染病毒并痊愈后,对病毒免疫力持续的时间,这与病毒的特性有关。比如,当人们感染普通冠状病毒并痊愈后,免疫力常常持续一年以内;至于强力的冠状病毒,例如SARS,患者对病毒的免疫力则会持续很长时间;COVID-19也许在二者之间,痊愈者将维持免疫力数年。为了认证这一点,科学家需要通过核酸及血清抗体检测进行健康人群的流行病学调查,对病毒规律和疫情走向有一个科学的评估。

在疫情完全控制的一天到来之前,人类将付出许多,包括无数生命。世界经济也正经历着大动荡;经历过疫情后,人们心理也会留下阴影;除了战胜疫情,我们可能需要很长时间来恢复我们的生活。许多人说此次疫情会引起世界全局性改变,会影响到全球的战略布局。同样我们在反思,此次新冠疫情是必然结果吗?2020年4月8日,发表在 *Proceedings of The Royal Society B* 上的一项新研究数据显示,当人类活动,如滥砍滥伐、土地开发等导致野生动物栖息地遭到破坏,甚至威胁到其生命时,病毒从动物传播到人类的风险最高[56]。此研究投稿时间是2019年11月,表明疫情发生是人类活动的必然结果。武汉病毒所石正丽研究员也曾表示:"如果我们人类不提高警惕,那么下一次病毒的感染,或者直接感染,或者通过其他动物感染到我们人类,这种可能性是完全存在的。"这次疫情让我们思考生态环境与人类健康的关系,在这次"战疫"中我们感受到了人类的脆弱,我们未来需要真正采取措施去促进人类与自然和谐共处,尽量防止下次疫情的到来。

【参考文献】

[1] Bramanti B, Stenseth N C, Walløe L, et al. Plague: A Disease Which Changed the Path of Human Civilization [M]. Yang R, Anisimov A, editor, *Yersinia pestis*: Retrospective and Perspective, Dordrecht: Springer Netherlands, 2016: 1–26.

[2] Zietz B P, Dunkelberg H. The history of the plague and the research on the causative agent *Yersinia pestis* [J]. International Journal of Hygiene and Environmental Health, 2004, 207(2): 165–178.

[3] Rasmussen S, Allentoft Morten e, Nielsen K, et al. Early Divergent Strains of *Yersinia pestis* in Eurasia 5,000 Years Ago [J]. Cell, 2015, 163(3): 571–582.

[4] Haas C. La peste antonine [The Antonine plague][J]. Bull Acad Natl Med, 2006, 190(4–5): 1093–1098.

[5] Sergio Sabbatani R M, Sirio Fiorino. La peste di Giustiniano (prima parte) [The Justinian plague (part one)] [J]. Infez Med, 2012, 20(2): 125–139.

[6] Sergio Sabbatani R M, Sirio Fiorino. La peste di Giustiniano (seconda parte). L'influenza dell'epidemia sulla formazione dell'Impero Islamico [The Justinian plague (part two). Influence of the epidemic on the rise of the Islamic Empire][J]. Infez Med, 2012, 20(3): 217–232.

[7] Bar-Oz G, Weissbrod L, Erickson-Gini T, et al. Ancient trash mounds unravel urban collapse a century before the end of Byzantine hegemony in the southern Levant [J].

Proceedings of the National Academy of Sciences, 2019, 116(17): 8239−8248.

[8] Wagner D M, Klunk J, Harbeck M, et al. *Yersinia pestis* and the Plague of Justinian 541−543 AD: a genomic analysis [J]. The Lancet Infectious Diseases, 2014, 14(4): 319−326.

[9] Perry R D, Fetherston J D. *Yersinia pestis*-Etiologic agent of plague [J]. Clinical Microbiology Reviews, 1997, 10(1): 35−66.

[10] Yan Min Jia Bai Li. Mad To Be Normal [EB/OL]. (2018−11−22) [2020−04−06] https://movie.douban.com/review/9777032/.

[11] Jonas Lowgren J M C, Marc Hassenzahl, Thomas Erickson. The Encyclopedia of Human-Computer Interaction,2nd Ed [J/OL]. Interaction Design Foundation. [2020−04−06] https://www.interaction-design.org/literature/book/the-encyclopedia-of-human-computer-interaction-2nd-ed/visual-representation.

[12] The Great Plague in London in 1665 [J]. Notes and Queries, 1924, CXLVII(nov01): 327−328.

[13] Thomas K B. Daniel Defoe and the Great Plague of London [J]. Proceedings of the Royal Society of Medicine, 1966, 59(2): 105−110.

[14] Tang Cai Shuo Shi. Great Fire of London [EB/OL].(2018−01−17) [2020−04−06] https://m.sohu.com/a/217300288_100018238.

[15] Antoine D. The archaeology of "plague" [J]. Medical history. Supplement, 2008(27): 101−114.

[16] Flohr C. The Plague Fighter: Wu Lien-teh and the Beginning of the Chinese Public Health System [J]. Ann Sci, 1996, 53(4): 361−380.

[17] Lien Teh W, Tuck G L. Investigations into the relationship of the tarbagan (Mongolian Marmot) to Plague [J]. The Lancet, 1913, 182(4695): 529−535.

[18] Lien-Teh W. First Report of the North Manchurian

Plague Prevention Service [J]. J Hyg (Lond), 1913, 13(3): 237-290.21

[19] L G Goh T H, K H Phua. Wisdom and Western science: the work of Dr Wu Lien-Teh [J]. Asia Pac J Public Health, 1987, 1(1): 99-109.

[20] Nils Chr Stenseth B B A, Mike Begon, Steven R Belmain, Eric Bertherat, Elisabeth Carniel, Kenneth L Gage, Herwig Leirs, Lila Rahalison. Plague: past, present, and future [J]. PLoS Med, 2008, 5(1): e3.

[21] Solomon T. Hong Kong, 1894: the role of James A Lowson in the controversial discovery of the plague bacillus [J]. The Lancet, 1997, 350(9070): 59-62.

[22] Kitasato S. The Bacillus of Bubonic Plague [J]. The Lancet, 1894, 144(3704): 428-430.

[23] Kitasato S. The Bacillus of Bubonic Plague [J]. The Lancet, 1894, 144(3704): 452.

[24] Hawgood B J. Alexandre Yersin (1863-1943): discoverer of the plague bacillus, explorer and agronomist [J]. Journal of Medical Biography, 2008, 16(3): 167-172.

[25] Howard-Jones N. Was Shibasaburo Kitasato the co-discoverer of the plague bacillus? [J]. Perspectives in Biology and Medicine, 1973, 16(2): 292-307.

[26] Hawgood BJ. Waldemar Mordecai Haffkine, CIE (1860-1930): prophylactic vaccination against cholera and bubonic plague in British India [J]. J Med Biogr. 2007; 15(1): 9-19.

[27] Gross L. How the plague bacillus and its transmission through fleas were discovered: reminiscences from my years at the Pasteur Institute in Paris [J]. Proceedings of the National Academy of Sciences, 1995, 92(17): 7609-7611.

[28] Ben-Ari T, Neerinckx S Fau-Gage K L, Gage Kl Fau-Kreppel K, et al. Plague and climate: scales matter [J]. PLoS Pathog, 2011, 7(9): e1002160.

[29] Chouikha I, Hinnebusch B J. Yersinia-flea interactions and the evolution of the arthropod-borne transmission [J].

Curr Opin Microbiol, 2012, 15(3): 239−246.

[30] Hinnebusch B J, Erickson D L. *Yersinia pestis* biofilm in the flea vector and its role in the transmission of [J]. Curr Top Microbiol Immunol, 2008, 322: 229−248.

[31] Pechous R D, Sivaraman V, Stasulli N M, et al. Pneumonic Plague: The Darker Side of *Yersinia pestis* [J]. Trends in Microbiology, 2016, 24(3): 190−197.

[32] Demeure C E, Dussurget O, Mas Fiol G, et al. *Yersinia pestis* and plague: an updated view on evolution, virulence determinants, immune subversion, vaccination, and diagnostics [J]. Genes & Immunity, 2019, 20(5): 357−370.

[33] Cui J, Li F, Shi Z−L. Origin and evolution of pathogenic coronaviruses [J]. Nature Reviews Microbiology, 2019, 17(3): 181−192.

[34] Chen Y, Liu Q, Guo D. Emerging coronaviruses: Genome structure, replication, and pathogenesis [J]. Journal of Medical Virology, 2020, 92(4): 418−423.

[35] World Health Organization. WHO Director-General's remarks at the media briefing on 2019−nCoV on 11 February 2020 [EB/OL]. (2020−02−11) [2020−04−06] https://www.who.int/dg/speeches/detail/who-director-general-s-remarks-at-the-media-briefing-on-2019-ncov-on-11-february-2020.

[36] Zhou P, Yang X-L, Wang X-G, et al. A pneumonia outbreak associated with a new coronavirus of probable bat origin [J]. Nature, 2020, 579(7798): 270−273.

[37] Cyranoski D. Mystery deepens over animal source of coronavirus [J]. Nature, 2020, 579(7797): 18−19.

[38] Wu A, Niu P, Wang L, et al. Mutations, Recombination and Insertion in the Evolution of 2019−nCoV. Preprint. bioRxiv. 2020; 2020.02.29.971101. Published 2020 Mar 2. doi: 10.1101/2020.02.29.971101.

[39] Xiaolu Tang, Changcheng Wu, Xiang Li, Yuhe Song, Xinmin Yao, Xinkai Wu, Yuange Duan, Hong Zhang, Yirong Wang, Zhaohui Qian, Jie Cui, Jian Lu, On the origin and

continuing evolution of SARS-CoV-2, National Science Review, nwaa036, https://doi.org/10.1093/nsr/nwaa036.

[40] GISAID, Genomic epidemiology of hCoV-19, [EB/OL] (2020-06-22) [2020-06-22] https://www.gisaid.org/epiflu-applications/next-hcov-19-app/.

[41] World Health Organization. Coronavirus disease 2019 (COVID-19) Situation Report-73 [EB/OL] (2020-04-02) [2020-04-11] https://www.who.int/docs/default-source/coronaviruse/situation-reports/20200402-sitrep-73-covid-19.pdf?sfvrsn=5ae25bc7_6.

[42] Chan J F-W, Yuan S, Kok K-H, et al. A familial cluster of pneumonia associated with the 2019 novel coronavirus indicating person-to-person transmission: a study of a family cluster [J]. The Lancet, 2020, 395(10223): 514-523.

[43] Liu Y, Yan L-M, Wan L, et al. Viral dynamics in mild and severe cases of COVID-19 [J]. The Lancet Infectious Diseases, 2020, 20(4): 411-412.

[44] Zhen-Dong T, An T, Ke-Feng L, et al. Potential Presymptomatic Transmission of SARS-CoV-2. Zhejiang Province, China, 2020 [published online ahead of print, 2020 May 17] [J]. Emerging Infectious Disease Journal, 2020, 26(5): 10.3201/eid2605.200198.

[45] Luo S H, Liu W, Liu Z J, et al. A confirmed asymptomatic carrier of 2019 novel coronavirus. Chin Med J (Engl). 2020; 133(9): 1123-1125. doi: 10.1097/CM9.0000000000000798.

[46] Yang R, Gui X, Xiong Y. Comparison of Clinical Characteristics of Patients with Asymptomatic vs Symptomatic Coronavirus Disease 2019 in Wuhan, China. JAMA Netw Open. 2020; 3(5): e2010182. Published 2020 May 1. doi: 10.1001/jamanetworkopen.2020.10182.

[47] Report of clustering pneumonia of unknown etiology in Wuhan City [EB/OL]. (2019-12-31) [2020-04-11] http://wjw.wuhan.gov.cn/front/web/showDetail/2019123108989.

[48] New 1+1. Covid-19, how's it going.2020-01-20. http://

tv.cctv.com/2020/01/20/VIDECRZF7PWXb80z86QyB0db200120. shtml?spm=C53156045404.PIxDNolGigyV.0.0.

[49] Tian H, Liu Y, Li Y, et al. An investigation of transmission control measures during the first 50 days of the COVID-19 epidemic in China [published online ahead of print, 2020 Mar 31][J]. Science, 2020: eabb6105.

[50] The latest situation of the new coronavirus pneumonia epidemic situation as of 21 June [EB/OL]. (2020-06-22) [2020-06-22] http://www.nhc.gov.cn/xcs/yqfkdt/202006/e7331889464f4fa080efa06631a4c0a5.shtml.

[51] Distribution of new coronavirus pneumonia [EB/OL]. (2020-04-04) [2020-04-11] http://2019ncov.chinacdc.cn/2019-nCoV/.

[52] World Health Organization..Coronavirus disease 2019 (COVID-19) Situation Report-75 https://www.who.int/docs/default-source/coronaviruse/situation-reports/20200404-sitrep-75-covid-19.pdf?sfvrsn=99251b2b_4, 2020.

[53] World Health Organization. A Coordinated Global Research Roadmap,2019 Novel Coronavirus, 2020.

[54] Ed Yong. The Atlantic How the pandemic will end [EB/OL].(2020-03-26) [2020-04-11] https://www.realclearscience.com/2020/03/26/how_the_pandemic_will_end_290009.html.

[55] World Health Organization. DRAFT landscape of COVID-19 candidate vaccines-4 June 2020, 2020.

[56] Johnson C K, Hitchens P L, Pandit P S, et al. Global shifts in mammalian population trends reveal key predictors of virus [J]. Proc Biol Sci, 2020, 287(1924): 20192736.

第二章

现代流行病学是如何诞生的

1854年伦敦霍乱爆发与现代流行病学之父斯诺

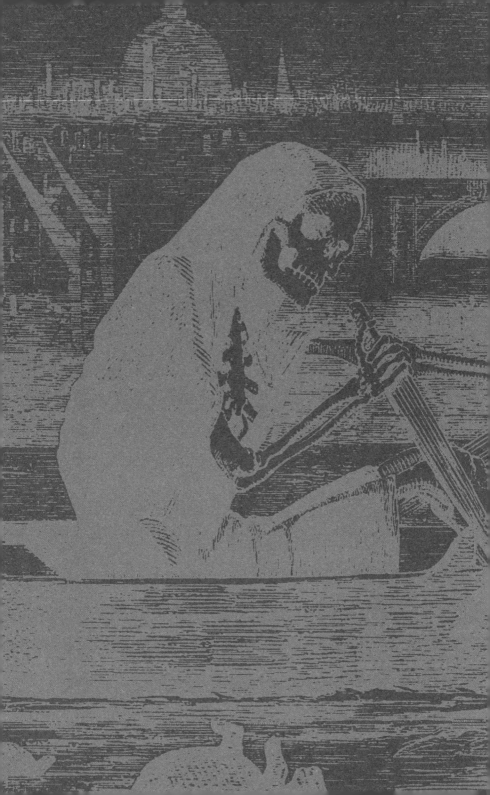

在19世纪中下半叶的几十年中,从巴斯德关于革命性科学"微小生命体理论"(Germ Theory)的建立,到"细菌致病理论"(Germ Theory of Disease)的提出和实践,再到由科赫证明的每种特定疾病由特定病原体引起的"科赫法则"的建立,直接奠定和推动了现代医学,特别是现代传染病学和现代药物学的快速发展(详细内容见第5章)。而在1854年伦敦霍乱瘟疫中,被称为"第一吹哨人"——约翰·斯诺(John Snow,1813—1858,见图2-1)的贡献,则开创了现代流行病学的新纪元,极大地推动了保障城市卫生和公共健康的立法实践。由此,伦敦也被称为世界上第一个文明的城市。

现代流行病学是如何起步的

几个世纪以来,尽管"流行病"这个词的形式和意义都发生

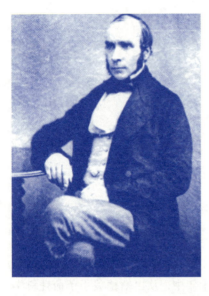

图 2-1 约翰·斯诺（1813—1858）

了变化，但其基本的含义来自中世纪接连不断瘟疫流行的现象总结：一种单一的、症状明确的疾病传播（如因为得了鼠疫死亡后全身发黑而称为"黑死病"；因传染炭疽杆菌患病部位像"焦炭"一样而称为"炭疽病"；因传染天花病毒后患者脸上会留下"麻点"而称为"天花"等）。

可以认为，自中世纪到19世纪中叶，医学大致在以下三个方面发生着深刻的变化：①通过大量的医学实践获得知识，如当时在欧洲已开始建立大量的医院，并在医院患者病死后进行尸体检查，有力地推动了病理学的发展，从而逐步走进科学，即"前医学科学"的出现；②尽管当时对很多"医学现象"难以从本质上加以解释，又受制于带有宗教"色彩"的"伪科学"的束缚而止步不前，但还是有"零星"的"非主流"的、具有相当说服力的实验和观点开始出现，这就是"反常规科学"的"革命性科学"出现的"黎明";③以科学巨匠巴斯德于19世纪中下叶提出的"微小生命体理论"为"分水岭",以及斯诺在1854年伦敦霍乱时采用的研究方法和提出的传播模式,以及随后政府采取的防治措施等为标志,进入了现代流行病学和现代传染病学的时代。

流行病学和传染病学是现代医学的两个分支,前者包含的主要内容是研究特定人群中疾病、健康状况的分布及其决定因素,并研究防治疾病及促进健康的策略和措施的科学,是预防医学的基础;后者包含的主要内容是研究传染源(病原体)在人体内的发生、发展与转归、病原学、发病机理和病理、临床表现、诊断、合并症、治疗、预防和预后等。传染病的防控和救治,需要这两门学科的共同发展和"协同作战",才能真正地消灭或是控制传染病。

实际上,在1854年伦敦霍乱爆发前,斯诺已经根据他的研究提出了霍乱传播模式,也已经有学者公开发表了一些非常"有说服力"的科学文章,但基本上没有得到学术界和社会的承认,各国政府也没有采取有力的防控措施。而这一点,美国政府似乎较早地认识到了。这些霍乱传播的正确观点,从某种程度上也支持了斯诺在1854年的霍乱大爆发中开展的验证工作。

第一次向世界拉响警报的《柳叶刀》杂志文章

霍乱被称为19世纪传染病,因为期间曾发生过5次大流行。当第二次霍乱流行至英国时,《柳叶刀》杂志于1831年11月19日发表了编辑撰写的长达44页篇幅的综述报道,并绘制了除美国和加拿大外的、声称涉及近2 000个城镇的700多个霍乱疫情报告标记的地图[1-2]。这被认为是向学术界和民众拉响的第一次警报,也标志着世界卫生概念的诞生(the birth of global health as a concept)。该文章的主要观点如下。

(1)疾病在以前未曾发生感染的地方爆发,与船只、逃亡者、朝圣者、商队等人员的到来,以及与军队的到来有关。

(2)有案例表明:原来健康的人感染霍乱,与他们和霍乱患者在一起劳动密切相关。

(3)有些案例表明:在一个被感染的地区,通过隔离隐居的方法能够获得免疫力。

第一张绘制商贸与霍乱关系的流行病地图

1832年,美国医生阿马里亚·布里格姆(Amariah Brigham)撰写的地狱般的霍乱流行病的论文,概括了霍乱的起源、历史、发展和当时的情况。可以说这是第一次理性地讨论世界霍乱的大流行,并将霍乱与商贸流通联系起来。在布里格姆绘制的霍乱流行地图中记载了从印度到美国,每一次疫情的首次报告日期,并且在文中用不同线段表示多次往返的商贸路径,以及传染的州[2]。

第一篇提出霍乱人传人的论文

1849年,托马斯·沙普特(Thomas Shapter)出版了自己亲眼看见的"1832年发生在埃克塞特霍乱史"(图2-2为其出版物的封面),其主要观点如下:

(1)许多医务人员认为这种疾病是"通过一种我们既不知道其为何物,也不知道其传播媒介为何物的致病物质'materies morbi',在人与人之间传播的"。

（2）沙普特本人认为霍乱“本质上是一种流行病，起源于或主要是受到空气的影响，但在特殊和罕见的情况下，能够从人传播到人”。

（3）沙普特提供了一张详细的霍乱流行地图，显示了1832年英国埃克塞特的所有霍乱病例。斯诺也是从他那里获得了关于下水道和供水的额外信息，从而用这些信息来证明霍乱的水传播性质。

在这本专著中，也编录了来自1832年美国卫生局的宣传画，内容分为饮食和起居。关于饮食，其写道：饮食要节制，避免吃生的蔬菜和水果；不要喝冷水，喝水时要加热；除此之外还不要喝烈性酒；如果你把这些变成了习惯，那你就会比以往省好多的钱。关于起居，其写道：避免在炎热的天气下劳作；大热天，不要坐睡在空气干燥的地方；避免淋雨；不听劝告，将无药可治。说明美国还是比较早地认识到个人和公共卫生的重要性，也

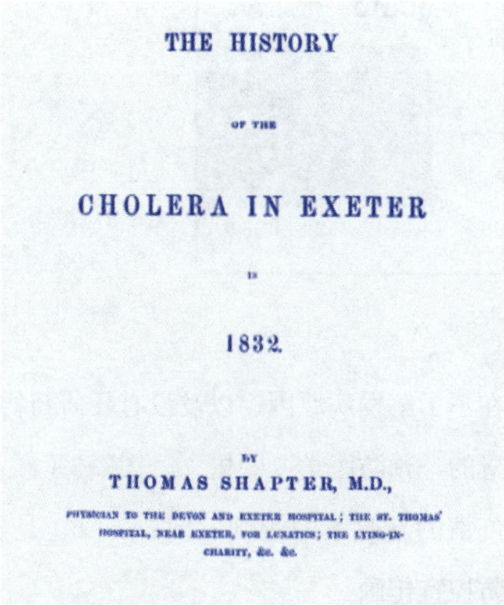
THE HISTORY

OF THE

CHOLERA IN EXETER

IN

1832.

BY

THOMAS SHAPTER, M.D.,

PHYSICIAN TO THE DEVON AND EXETER HOSPITAL; THE ST. THOMAS' HOSPITAL, NEAR EXETER, FOR LUNATICS; THE LYING-IN-CHARITY, &c. &c.

图2-2 托马斯·沙普特于1849年出版的“1832年发生在埃克塞特霍乱史”的封面

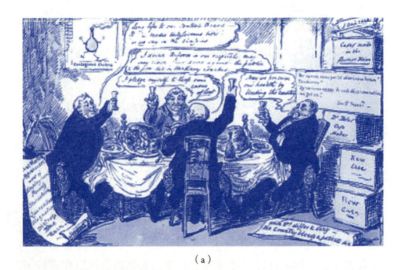

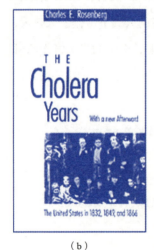

图 2-3 宣传画
(a) 1832美国卫生局对公民的卫生宣传画;
(b) 美国针对3次霍乱流行的防控宣传画

在不了解发病原因,以及没有任何药物的情况下,提出了极其宝贵的"预防医学"的概念。图2-3(a)为美国国会讨论有关针对疫情的新政策的漫画;图2-2(b)是美国针对三次霍乱流行的防控宣传画[3]。

第一篇接近霍乱传播真相的论文

1849年,威廉·巴德(William Budd,1811—1880,见图2-4)发表了有关霍乱传播模式的论文,主要包括了以下几个观点。

(1)恶性霍乱是由一种特殊的活的生物体引起。

(2)这个生物体的形状如图2-5所示(在布里斯托尔(Bristol)第一次霍乱爆发地红十字街的水样中,观察到的),其吞咽到肠道被吸收,且这种生物体可以在肠道里面无限繁殖。

(3)这些生物体在肠道中的存在和繁殖,以及它们在肠道中所起的作用,是造成恶性霍乱特有的流体状物质(peculiar flux)的原因,通常也称为"米水样液体(rice water)"。其后果是,这种流体可以直接地和远距离地传播疾病。

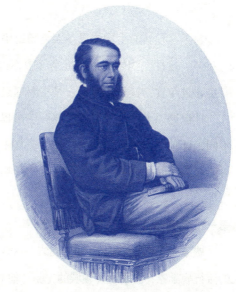

图2-4 威廉·巴德(1811—1880)

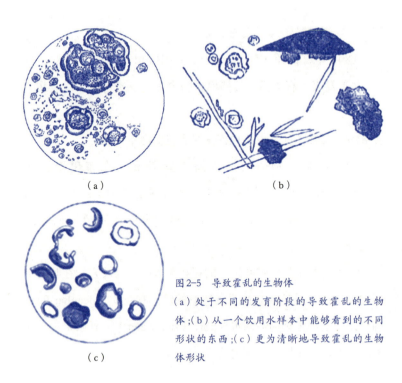

图2-5 导致霍乱的生物体
（a）处于不同的发育阶段的导致霍乱的生物体;（b）从一个饮用水样本中能够看到的不同形状的东西;（c）更为清晰地导致霍乱的生物体形状

（4）这种新的生物体只在人类肠道中发育。

（5）这种生物体一是通过空气中不可触及的颗粒形式传播；二是通过与食物接触传播；三是主要通过饮用水传播。

从巴德以上观点来看，与随后斯诺提出的传播方式仅有一点不同，即他仍然怀疑霍乱的传播与空气中看不见的颗粒有关，这可能是受当时主流的"瘴气理论"的影响[4]。

第一位定期记录死因的流行病学家

威廉·法尔（William Farr，1807—1883，见图2-6）是英国著名的流行病学家，医学统计领域的先驱。他对公共卫生最重要的贡献

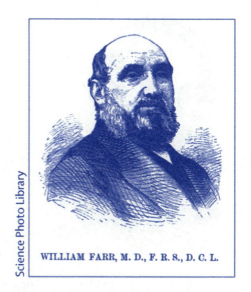

图2-6 威廉·法尔（1807—1883）

是建立了一个定期记录死因的系统。这些详细的统计数字提供了原始数据，使人们能够对一般人口中的死亡情况进行更详细的分析。例如，可以比较不同职业或居住在不同地点的人的死亡率。尽管法尔的工作并没有直接对霍乱病因的阐明做出贡献，但斯诺在进行1854年的调查时采用了他的方法，推动了霍乱传播途径的提出。且他的统计数据最终有助于推广斯诺的观点，因此，1866年伦敦霍乱爆发后，法尔的统计学方法也转变为斯诺理论的重要组成[5-7]。

第一次明确否定霍乱的空气传播理论

约翰·萨瑟兰（John Sutherland，1808—1891，见图2-7），是一名政府卫生局的监察员。萨瑟兰在给政府的报告（卫生总局关于1848—1849年霍乱疫情的报告）中，在肯定卫生局委员会的一个对霍乱传染认识具有标志性的观点（逐步承认水是传播霍

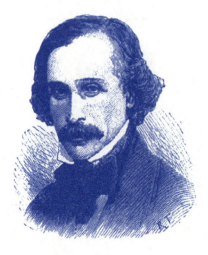

图 2-7　约翰·萨瑟兰（1808—1891）

乱的主要媒介方面）的同时，他利用在 Salford（索尔福德）的 Hope（希望）地区爆发霍乱疫情时获得的数据，提供了一个具有统计学意义的证据：在霍乱流行期间，霍乱病例只发生在使用了一个被污染的泵的家庭中。他还指出，布里斯托尔（Bristol）流行霍乱时，与"缺水和有毒水"有关。但是，尽管萨瑟兰倾向于认为水是霍乱流行的一个非常重要的因素，却没有提出是主要的原因，这在当时"瘴气说"占主导的时候仍是非常有价值的。

第一次提出正确的霍乱传播模式

1849年，斯诺就在《伦敦医学报》上发表了他"论霍乱传播模型"的论文，其主要研究内容如下：

（1）他从1849年秋天的多处调查结果发现，大多数煤矿工人的死亡与食物有关，因为他们吃饭时从来不洗手，也不用刀叉。因此，只要有一个人出现了腹泻，必定会引起周围的人感染

（这一点巴德也暗示过：提供煤矿工人的食品来源不同，有可能是被污染的，进而传染给煤矿工人；很早以前的Christison（克里斯廷森）描述油漆工因为有不讲卫生的习惯，导致吸入少量的毒物，引起腹痛的事情；巴德已经指出过，即使将患病的人集中在一起，也不能阻止霍乱向外传播）。

（2）斯诺认为，因为排泄物中霍乱弧菌可以通过土壤释放，而附近的那些贫民既没有意愿，也没有条件去洗手。这是斯诺要强调的传播模型不是臭气，即无法用臭气解释霍乱是如何传播的。斯诺的传播模式暗示：凡是不讲卫生且与患者接触的人往往被传染，而具有良好卫生习惯和不与患者共食的不会被传染；斯诺与巴德观点的唯一差别是：巴德认为霍乱是通过空气传播的。

基于斯诺长期的研究，他非常自信地写道：我本想高兴地用霍乱的病理学来佐证这种传播，但生怕花费太长的时间；但我可以肯定地说：只要在巴德提出的模式上稍作改进，霍乱是可以容易地被防止的，即时时注意饮食的清洁，时时注意排水道和水供应的清洁。他最后写下了一句非常感人的话——阁下：我是一名忠实的服务者。由此可见，斯诺是多么希望学术界和更多的人能够接受他提出的霍乱传播模式[8-10]。

1854年的伦敦霍乱与现代流行病学之父斯诺

对"瘴气理论"的质疑与冒着风险的"流行病调查"

斯诺于1813年出生在英国工业时代的重镇——约克，父亲是一名煤矿工人。斯诺在伦敦的Hunterian医学院和伦敦大学接受正规医学教育后，1837年，斯诺开始在威斯敏斯特医院工作。长期的实践经历和良好的医学素养让年轻的斯诺在麻醉领域表现突出，甚至他还为维多利亚女王分娩第三个孩子时进行过麻醉手术。

1854年，一场严重的霍乱传染事件在英国伦敦的索霍地区爆发，整个索霍地区几乎1/10的人（500多人）都迅速死亡。虽然1849年斯诺已经提出霍乱传播模式，但当时的医学界仍然信奉"瘴气说（miasma）""坏空气（bad air）"，即认为霍乱和黑死病（鼠疫）一样，是由"有毒的空气"引起的。斯诺这次仍对"瘴气说"提出质疑，其理由首先是，如果是因为"瘴气"引起，那么为什么居住在同一条街道上、呼吸同样空气的人中只有一部分人受到影响，而另一部分人又不受影响？其次是，为什么霍乱的症状不是发生在肺部而是在消化系统中？当然，如果斯诺只是以这个理由去说服民众显然是行不通的，因为当时伦敦的空气弥漫着恶臭，气味是一种直观的感受，闻过恶臭的人们很难相信这些刺鼻的气味里没有问题；而水里的细菌是看不见、闻不到的（细菌学在当时还没有被提出，显微镜尽管已经被发明，但还很粗糙，没能识别出水里的细菌）。

斯诺并不气馁，他本身是一名麻醉科医生，研究霍乱其实并不是他的主业，但他总是对这个盘旋在英国上空的幽灵有着宿命般的执着，他在等一个证明自己理论的机会。由此，斯诺冒着巨大的被传染的风险，通过挨家走访霍乱患者的居所，了解其生活细节，并做详细的记录。

这次魔鬼降临在伦敦索霍地区布罗德街（Broad Street）附近，第一天就有56人死亡，第二天死亡人数猛增到143例，第三天178例……这个街区的家庭无论贫富，几乎都要失去一名成员，而有些家庭则是全家被霍乱夺命。短短几天大部分居民逃离了熟悉的家园，原本热闹的布罗德街变成了大型死亡现场，只有那些无力离开的人们留在了那里，恐怖在蔓延，绝望笼罩着街区。仅仅5天，超过500人因为霍乱导致脱水而在挣扎中死去。

斯诺开始冒着极大的风险调查每一个街区的死亡案例——在空无一人，瘟疫肆虐的伦敦街区，一位年轻的医生一家一家敲开可能躺满尸体的房门，详细询问他们的病情和日常活动情况。每一次敲门都是和死神擦肩而过，惊心动魄，他想用更加直观的方式来向人们说明他的理论。根据上报的案例信息，他将13个公共水泵和区域内全部的578名死亡病例的位置标记在地图上，从而注意到了大部分的病死者围绕着布罗德街和坎布里格街（Cambrige Street）交叉口的一处水泵。

斯诺使用了一些原始地理信息系统（Geographic Information System，GIS）方法来支持他的论点。他在井周围绘制了泰森多边形（Thiessen ploygon），为每口井定义了直线的最小距离服务区域。他详细的调查结果显示[11]如下：

（1）绝大部分死者是在坎布里格街泵附近的泰森多边形内。

（2）其余的大部分死在水源不佳的卡纳比街井周围的泰森多边形内，其位于坎布里格街的一侧。

（3）相反，在坎布里格街北面的居民死亡率很低，因为他们有自己的井。

接下来，斯诺用铅笔和细绳重新绘制了服务区域的多边形，以反映沿街道到井的最短路径，研究发现，更大比例的霍乱死亡病例落在了布罗德街泵附近最短的行驶距离范围内。

他找到一幅伦敦地图,把所有在布罗德街和坎布里格街交叉口调查的死亡病例详细地标注在地图上,用黑色的小短横线代表死亡病例的数量,如图2-8(a)所示。这张呕心沥血制作的地图,详细地记录了在街道里死亡案例的位置以及数量,这张图后来被人们称为著名的"死亡地图",也被称为"鬼图",如图2-8(d)所示。其实,斯诺的这张图是在疫情结束后的12月完成的。而最早在9月的疫情期间,因为公众都已经认识到水源传染的可能性,一位大都会下水道委员会工程师埃德蒙·库珀(Edmund Cooper)应政府的要求,已根据当时的疫情记录,画下了第一张图,如图2-8(c)所示。当时在疫区流传着一种谣言:下水道工程扰动了1665年瘟疫期间埋葬尸体的一个古坑的土壤;很多人担心当下的瘟疫是由于地下释放或产生了导致霍乱的有害气体。有一些人进一步声称,霍乱死亡人数特别多的地方是在靠近沟壑洞的房屋中,因为这些用来排放下水道气体的沟壑洞开口处估计会冒出毒气来。疫情结束后,政府再绘制了更为详细的地图,如图2-8(b)所示。这种调查的方式形成了现代流行病调查的方法和基础[12]。

当所有的统计完成之后,斯诺进行了细致的分析,他发现大部分死亡病例都集中在伦敦索霍区的布罗德街附近,而那里正好有一个免费的公共水泵,附近众多街道的居民都在那里取水。离水泵230米内的街区总死亡人数高达700人,斯诺怀疑那个水泵被污染了。因为显而易见的事实是——水泵周围死亡人数最多,而离水泵越远,死亡病例越少。斯诺在发表的文章中写道:这口用泵打水的井的深度在28~30英尺(1英尺=0.304 8米);在其旁边只有几码（1 码＝0.914 4 米）远的位置，排污水管道的深度是 22 英尺，这一排污管道来自马歇尔街（Marshall-Street），而在霍乱疫情爆发前，这条街上就出现有霍乱患者了[13]。

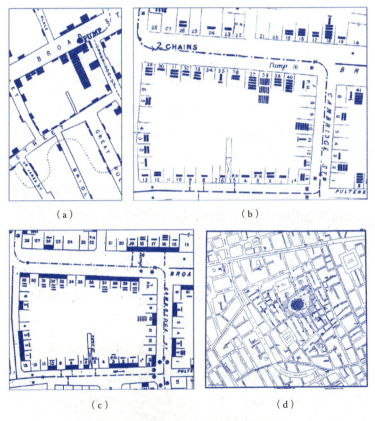

图 2-8　1854 年伦敦霍乱疫情现场图及经修改后的现场图

（a）斯诺的第一张流行地图，显示了水泵正好在坎布里格街和布罗德街的拐角处，虚线包围了靠近布罗德街道水泵的区域；（b）疫情结束后政府部门汇总的布罗德街流行地图；（c）Edmund Cooper 为大都会下水道委员会绘制的流行地图；（d）通过地质勘探方法进行了修改，最有可能（从●到☒）包含感染源的区域，水泵上有●圆圈，霍乱致死的地方有■的正方形，由于图中显示了疫情带来的死亡地域分布，因而也被坊间称为"鬼图"

斯诺"伦敦霍乱水源论"地进一步提出及验证

尽管斯诺绘制的死亡地图已经很能说明一些问题,但有人质疑说,瘴气传播也能解释这张图——瘴气的中心区死亡多,离瘴气中心越远死亡越少。还有人说布罗德街水泵的水源比离这里不远的"小马尔堡街(Little Marburg Street)"水泵公认要干净得多,如果"水源论"没错的话,那小马尔堡街的水应该更加致命才对,且在布罗德街上也有家庭没有被传染的例子。

为了进一步的调研,这一次他除了调查那些死亡病例的特征,也开始着手分析附近那些没有患病居民的特征,他发现了以下事实:

(1) 在离布罗德街仅180米的一家啤酒厂的工人家庭,在这次霍乱中之所以全部没有染病,是因为啤酒工厂里啤酒对工人是免费的,所以这些工人平时几乎都不喝水而只喝啤酒。

(2) 在离布罗德街不远的一个监狱有535名囚犯,之所以也几乎没有霍乱病例,是因为该监狱有自己的水井,同时也从另外一个水厂购买了大量的水,同样没有喝布罗德街水泵的水。

(3) 这次死亡案例中有两个离布罗德街非常遥远的霍乱死亡病例,是一名年长的寡妇和她的侄女,斯诺骑车找到了寡妇的儿子,经过询问,得知了一个惊人的事实——因为她喜欢布罗德街这口井的水,而特意让她侄女去担水到家的。

由此,斯诺从1854年8月31日第一例霍乱病例爆发到9月7日,仅用了8天的时间,就向索霍区当局递交了详细的调查报告。尽管当局仍抱有怀疑,但最后还是采纳了斯诺的意见,在第二天取下了那个水泵的手柄,关闭了水泵。所以在民间,也把斯

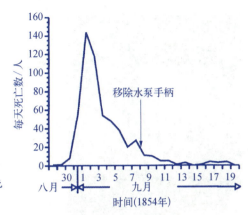

图2-9 水泵关闭前后的死亡曲线

诺作为这次事件的第一"吹哨人"。图2-9所示是水泵关闭前后的死亡曲线。图2-9原始数据清楚地表明,当将污染水源水泵取下手柄时,疫情正在减弱,斯诺也从未声称这次疫情是通过移除手柄来阻止流行病,尽管人们普遍认为他是这么做的[14-15]。

斯诺对现代流行病学建立的影响

发现零号病人,完善斯诺理论

尽管当时斯诺的流行病学调查已经获得了充分的数据证实,政府也采纳了他的建议,拆除了布罗德街水泵的手柄,但由于没有获得"水源被污染"的直接证据,因而学术界仍然相信霍乱由空气传播的学说。由此可见,一项科学的发现,必须有充分的证据才能真正地确立,因为科学规律只有"唯一",而要获得"唯一","质疑"是其推动力。

此时,一位圣卢克教堂的牧师亨利·怀特希亚(Henry

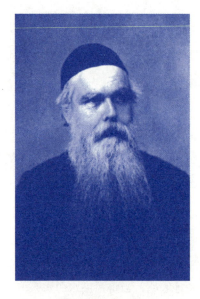

图2-10 亨利·怀特希亚（1825—1896）

Whitehead，1825—1896，见图2-10）成为斯诺的忠实支持者，这在瘴气论占据主流的教会中非常难得。他也生活在索霍地区，尽管起初他并不相信斯诺的霍乱传播理论，但当时他也对斯诺的工作充满敬意，他利用自己在社区的影响力继续验证斯诺的研究。

在疫情爆发时，29岁的怀特希亚正在圣卢克柏威克街（St. Luke's，Berwick Street）任第一任牧师，这一教区也包括了布罗德街。在1854年8月31日爆发疫情之后的可怕日子里，这名年轻的牧师不停地工作，为受苦受难者和死者家属带来帮助和安慰。

疫情结束后，政府准备组织各方力量成立调查委员会进行进一步的调查，研究这次霍乱爆发的真正原因。几经周折，在最后成立调查委员会中，新加入了8名成员，其中包括斯诺和怀特希亚。此时的斯诺刚刚完成了他的《霍乱》一书，并于1855年1月出版，他送了一本给怀特希亚。但是，正读着这本书的怀特希亚并不相信斯诺的理论。他给斯诺写道：仅靠一项深入的调查来揭示霍乱是通过大街上的水泵传染的论点是错误的。然而，他对斯诺在霍乱疫情期间所做的工作十分敬佩。

怀特希亚虽然没有同意斯诺的观点，但也没有完全否定，他开始了自己的研究。他对这次疫情发生地区的每家每户进行了深入仔细地咨询调查，有的人家甚至连续去了4～5次。得出结论是：两家私营水务公司向该地区供应的自来水，不是导致霍乱蔓延的原因，但可以非常肯定的是，唯一的其他原因是经常使用的从水泵来源的水。

有了这个想法后，他的注意力集中到在1854年8月31日至9月2日三天内死亡的患者上。从居住在布罗德街的死亡名单中，只有2名没有饮用过水泵来源的水；而有28名不是居住在布罗德街的死者，他们工作的厂里也经常使用来源于水泵的水。经过一系列的调查后，怀特希亚得出明确的结论——水泵来源的水是导致霍乱传播的最重要的原因。他相信了斯诺的假设（理论），并进一步沿着他的思路，去证实斯诺的假设。

怀特希亚也开始把注意力集中到一名寡妇身上。这位好心的女士每天用一辆车，从索霍区到布罗德街的水泵处打一桶水回家。她于9月1日感染霍乱，次日就死亡。这名寡妇的侄女伊斯灵顿（Islington）喝过这种水，后来也死了。而这个地区的其他人都没有感染霍乱。

在怀特希亚的研究过程中，他很想否定斯诺的假设，他要找到喝过布罗德街泵水的人却没有感染上霍乱，而没有喝过这种水的人反而感染上霍乱的证据。他把精力集中在后者的设想。同时他也提出假设：如果是这个泵导致霍乱的传播，那这个水泵又是如何被污染的呢？是否由于霍乱患者通过扔出什么东西使水被污染了，也就是说，他把疾病输入进来了，但没有直接的证据来证明。

随着进一步的调查，当他看到政府提供的死亡人员信息后才意识到：9月2日，布罗德街40号一名5个月的女婴，由于4天前的霍乱腹泻导致死亡（斯诺遗漏了这名患者，见图2-8标注的4人死亡，而在政府绘制的图中为5人）。后来的调查发现：母亲将洗过婴儿尿布的水倒进了布罗德街的一个污水池，而这个污水池距离布罗德街的水泵对应的水井仅3英尺远，人们挖掘之后发现这个污水池的池壁早已损坏，也就是说洗过患病婴儿尿布的污水污染了水井。

实际上，怀特希亚早已看到过这一信息，但因为是婴儿，所以被他忽视了。只有调研到了此时，他才意识到这名婴儿对水泵引起的伦敦霍乱疫情大爆发至关重要：首先是，这名女婴家离布罗德街泵最近；其次，从孩子发病到爆发大约间隔48小时。

虽然大家都认为，霍乱的爆发是通过水源传播的理论起源于斯诺，但是，毫无疑问，怀特希亚应该获得的殊荣是：发现了为何传播霍乱的是水源。直到此时，斯诺的霍乱传播理论对于社会公众的重要意义才得以明了，以及怀特希亚的贡献得以正确的评价[16-17]。

斯诺对现代流行病学建立的影响

怀特希亚将他的发现以及对索霍区卫生状况的调查写了一

篇详尽的文章,发表在当时颇具影响力的杂志——《建设者》(The Builder)上。这时的民众才真正相信了斯诺的霍乱水源传播理论;大众读物上开始刊登关于霍乱源头的漫画。图2-11为19世纪80年代伦敦索霍地区布罗德街的南面,白框标记为当时的水泵。图2-12为当时在伦敦能够看到的一些有关霍乱的漫画。

1832年,霍乱在英国的爆发,推动了地方卫生委员会的成立。1854年霍乱的再次爆发引起的社会反应更为重大,国会授权成立中央卫生委员会。根据斯诺的《论霍乱传递模式研究》,英国当局政府在城市中清除了无数污染源,并开始在全国建设供水和下水道系统。伦敦政府也开始行动起来了,1859年,在斯

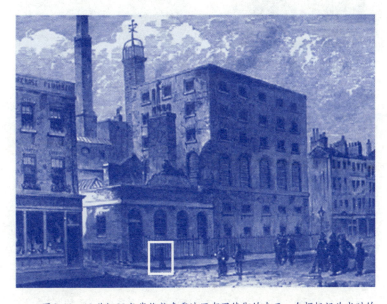

图2-11 19世纪80年代伦敦索霍地区布罗德街的南面,白框标记为当时的水泵

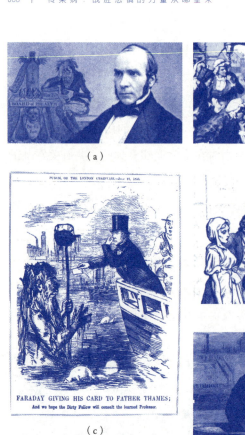
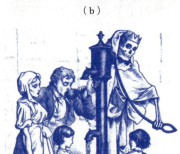
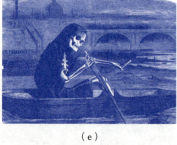
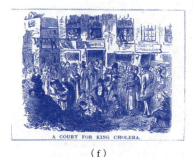

图 2-12 当时在伦敦能够看到的一些有关霍乱的漫画

（a）斯诺与魔鬼般的霍乱，寓意斯诺发现了霍乱的传播；（b）拆除布罗德街区水泵的手柄，寓意切断污染的水源何等重要；（c）科学家捏着鼻子向泰晤士之父递上一张白卡纸，让他亲身了解一下泰晤士河水质，该漫画反映的是当时没有排污管道的伦敦，污水积在泰晤士河而出现的大恶臭事件；（d）健康人正在喝污染的水；（e）魔鬼般的霍乱污染了水源；（f）约翰·里奇（John Leech）创作于1852年的"霍乱国王的法院"，折射出了当时人们对霍乱与肮脏紧密关联的认知

诺调查布罗德街霍乱之后的第五年,伦敦开展了大规模的下水道改造工程。这个由杰出工程师巴泽尔杰设计的工程,历时6年完工,图2-13展示的是世界上第一套现代城市下水道系统,伦敦的污水与饮用水源彻底隔离,被排往泰晤士河出海口,最终汇入大西洋。到1866年英国爆发第四次霍乱时,其持续时间和死亡人数都大大减少。这次大爆发仅在俄罗斯就造成了超过100万人死亡,而英国仅仅死了2 000人左右。因此,伦敦也享誉世界上第一个"智慧城市"的称号[18]。

斯诺的"死亡地图"至今还一遍遍地在传染病学、地理学、城市规划,甚至科学发展史和人类文明史的课堂上研习。一方面,这起事件引发了对全人类意义重大的卫生系统的大变革,即使我们不了解疾病的生物学机制,流行病学研究也可以确定成功的预防策略;另一方面,则是蕴含其中缜密的科学逻辑。流行

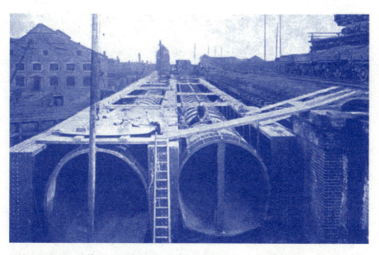

图2-13　疫情后开始建设的伦敦地下管道

病学调查和解释以经验为基础：数据不仅是表格里的数字，还能变成带有更多实际意义的地图，地图上的简单展示贴合上对具体问题更加真实的模拟，就能展现出强悍的说服力。斯诺关于霍乱的研究被视作流行病学的发端。布罗德街水泵的手柄是公共卫生中备受推崇的标志。它标志着流行病学和预防实践的融合。对于公共卫生专业人员来说，有关拆卸泵手柄的事件仍在指导着实践[19-21]。

伟人的丰碑，永恒的纪念

图2-14为1992年树立的布罗德街水泵及刻有碑文的底座。碑文中写道：

斯诺医生（1813—1858）是一名著名的麻醉师、内科医生。1854年8月，霍乱开始在布罗德街（Broad Street）（当时称为Broadwick Street）流行，斯诺医生就住在1854年索霍（SOHO）霍乱疫情高发的中心地区。当年9月，SOHO地区超过500人死于这种疾病。

斯诺于1848—1849年研究伦敦南部的霍乱流行病时，发现"污染的水源是导致疾病"的罪魁祸首。他认识到霍乱病例聚集爆发于这里的一个水泵附近，表明这个水泵是疫情流行的根源。他的水源传播理论刚开始没人相信，但他最终说服当地议会于1854年9月8日拆卸了水泵的手柄以防继续被使用。"拆卸的水泵手柄"已成为一个公共卫生的国际符号。为了纪念斯诺的贡献，约翰·斯诺（John Snow）协会于1992年成立。

今天，我们都已经知道霍乱的传播与不能充分获得清洁饮用

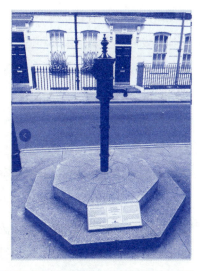
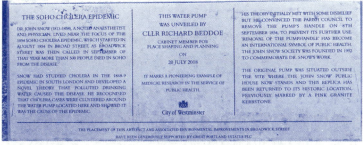

图2-14 重新建立的布罗德街水泵坐立在刻有碑文的底座上

水和卫生设施密切相关。典型的高危地区包括：城市周边的贫民区，这些地方没有基本的基础设施，还有境内流离失所者营地或难民营，这里的清洁饮用水和卫生设施仍然达不到最低要求。人道主义危机带来的后果，例如，饮用水和卫生设施系统不能正常运转，或将人群安置在条件差并过于拥挤的营地，细菌一经传入，都可增加霍乱的传播风险。

多管齐下的方法是防控霍乱并减少死亡的关键。控制霍乱的长期解决方案（有益于控制所有通过粪-口途径传播的疾病）在于经济发展、安全饮用水和适当卫生设施的普及。例如，发展具有水处理设施（加氯消毒）的自来水系统、家庭层面的干预措施（水过滤、水化学或太阳能消毒、安全的储水容器）、构建安全污水处理系统等措施可防止流行性和地方性霍乱的发生。另外，发现（诊断）和监测（收集、汇总和分析数据）霍乱的能力对于有效监测系统和控制措施的筹划十分重要。根据对带有严重急性水样腹泻病人的临床疑似诊断来发现霍乱病例，进而对疑似诊断感染病人的粪便样本中发现霍乱弧菌，得到确认的霍乱监测也是十分重要的。

霍乱的流行和传染是如何被诊治的

以斯诺为代表的，在1854年伦敦霍乱爆发时进行的实验方式和传播理论，以及提出的解决方式，正是现代流行病学的主要内涵：即以人群为研究对象的医学科学的分支，主要研究特定人群中疾病以及健康状况的分布以及影响因素，从而制订相应的措施预防控制疾病，促进人群健康。传染病学则是以个体为研究对象的医学科学的分支，主要是研究各种传染病在人体内的发生、发展、诊断、预防和治疗方法，从而促进患者恢复，控制传染病在人群中的传播。

传染病学是与流行病学既并行又交叉发展的医学科学的两个分支，只有当将两者完美结合，才能有效地控制传染病的流行，才能有效地预防并诊治被传染的患者。

19世纪中下叶,在"细菌致病理论"的指导下,从1887年科赫第一次分离到炭疽杆菌至1906年的20年间,一共分离到了20种致病菌,迎来了细菌学发展的黄金时代。这正如科赫所说:"As soon as the right method was found, discoveries came as easily as ripe apples from a tree"(一旦找到了正确的方法,新的发现就如同从树上摘下成熟的苹果一样容易)。而在铸就"细菌致病理论"的过程中,众多当代杰出科学家的"点滴"重大发现,无不起到了"使能者"的作用。

在历史上,霍乱、鼠疫和炭疽是造成人类生命威胁最大的传染病。以斯诺提出"霍乱传染模式"为标志,开启了现代传染病学发展的航程。但是,当时人们对造成霍乱的病因"全然无知";人们更不知道,除了公共卫生和个人卫生是防治霍乱传播的重要因素外,战胜传染病的另外一个"决定性"的因素——霍乱疫苗。下面的内容向我们展示了,历史上从第一个看到霍乱致病菌到第一个获得致病菌;从第一个发现人体的"免疫作用"到第一个发明霍乱疫苗的发展历程。从而更能让我们领会到:只有科学技术是具有"迭代性"的,是使人类经济社会愈来愈"发达"的引擎。

第一个看到霍乱弧菌的科学家——菲利波·帕西尼——打开解剖学研究的新通道

菲利波·帕西尼(Filippo Pacini,1812—1883),意大利弗罗伦萨大学著名的解剖学教授。他于1835年用显微镜观察发现了以其名字命名的帕西尼小体(Pacinian Capsule):一种神经末

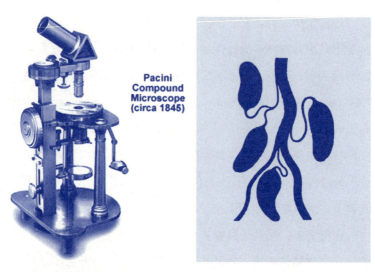

图2-15 帕西尼使用过的显微镜及由他发现的"与神经连接的小体"

梢被富有细纤维的结缔组织包裹的小体,中央是一根终末神经纤维。图2-15为帕西尼使用的显微镜及观察到的与神经连接的小体结构。这种小体位于皮肤的皮下组织,指尖、趾间、手掌和脚底等部位尤多,也存在于韧带、关节囊、骨膜、腹膜、肠系膜、胰和其他内脏中,为皮肤触觉、压觉和振动觉的感受器。帕西尼的发现为随后的神经科学的发展做出了重要的贡献[22]。

帕西尼另外一个对医学和人类的最大贡献是最早发现了导致霍乱传染的致病菌——霍乱弧菌。他是第一个观察发现霍乱病因的人,他不仅观察到霍乱弧菌,还充分认识到它是霍乱的病原体。1854年夏天,佛罗伦萨爆发了一场霍乱,帕西尼对霍乱的病因进行了详细的调查。他的研究基于对霍乱患者肠黏膜的组织学检查,并在患者死亡几小时后进行了尸检。他在尸体解剖记录中强调了许多相似之处,并且在粪便和肠黏膜中发现了数以百万计的元素,

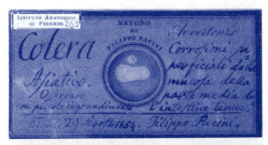
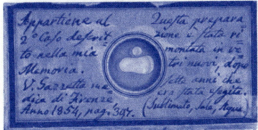

图2-16 保存于佛罗伦萨大学的帕西尼在1854年的观察记录

他将其称为"vibrions"(弧菌)。图2-16为保存于佛罗伦萨大学的帕西尼在1854年的观察记录[23]。在这些研究中,帕西尼首先发现了一种杆菌,他将其描述为一种具有逗号形状的弧菌。

帕西尼从事霍乱研究约20年,发表了多篇文章。他详细地描述了霍乱对肠黏膜的破坏作用,并将这种毁灭性的破坏归因于他观察到的杆菌。帕西尼明确指出,这种弧菌是霍乱的"特异性"病原体。此外,帕西尼坚持认为霍乱具有传染性。他在1866年指出,"分子"最可能的传播方式是"通过饮用水传播",它们从一个人的身体传到另一个人的身体。他指出霍乱感染会导致血液中3~4磅(1磅=0.454 kg)的水损失,肌肉抽筋和皮肤萎缩是由于组织中液体的流失所致。

帕西尼描述了在3名霍乱受害者的肠内容物中发现的众多弧菌,在第4名受害者中,这种细菌的数量巨大,尤其是在由黏液和脱落的上皮细胞组成的絮凝物中，他感到震惊。当他挑取组织样本在显微镜下观察时，无数的弧菌出现了。他在报告中强调，霍乱是"具有寄生性质的有机的、活的、可以自我交流、繁殖的物质引起的特定疾病"[24]。

为研究这种疾病，帕西尼还引入了一种数学方法，将霍乱描述为"数量失调"而不是"质量失调"，因为"其所有机制都不过是损失和补偿问题"[25]。他通过量化构成脱水基础的必要解剖学事实介绍了体液流失的数学概念，霍乱局部作用于肠黏膜，在"霍乱肠"中缺少一定的"绒毛数量，并且同一膜上存在一些表面腐蚀"，看上去像是被"飞蛾"腐蚀了，从而造成恶性霍乱特有的流体状物质，通常也称为"米水样液体"。如果液体从肠道渗出的速度超过再吸收量，血液和软组织就会逐渐缺水，唯一的治疗措施是静脉注射1%氯化钠溶液，即使在疾病晚期也能使患者产生精神上的清醒感，而且效果显著。尽管帕西尼发现了这种病原体，但他的霍乱数据一度被科学界所忽略，他的伟大思想仍被一个"瘴气学说"诱惑下的医学界所拒绝，他的光辉只有在他死后才被认可。他把大部分钱花在照顾两个生病的妹妹上，从未结婚，并于1883年7月9日贫寒地死去。

但是，帕西尼所做的贡献是有目共睹的。1885年，在一次纪念帕西尼的活动中，一些熟悉他的科学家对他做出了客观和高度的评价。古斯塔夫·雷丘斯（Gustav Retzius）：帕西尼是那些不仅属于自己祖国，而且属于整个世界的人。卡米洛·戈尔吉（Camillo Golgi）：他利用显微镜，打开了解剖学研究的新通道；他通过比较研究，去理解解剖学的新视线；他用精细的方法去卡富显微技术以帮助研究者理解进行细微研究的重要性。威廉·瓦尔代尔（Wilhelm Waldeyer）：帕西尼并不是一个在最大的科学中心进行研究，而是以对科学的纯粹热爱为动力，用最简单的工具取得如此重要成果的科学家，这是他最值得我钦佩和崇拜的。威廉·克劳泽（Wilhelm Krause）：我现在哥廷根大学（University of Gottingen）教《组织学》这门课25年了，当我不得不开始研究神经末梢的时候，我开始从"帕西尼小体"着手；我还记得处于学生的帕西尼，每学期拿着一架小的显微镜和就像在集市上出售的一根木管，发现了现在以他的名字命名的"帕西尼小体"，至今一直代表我们现在所知道的感官的起点神经末梢；你们看，先生们，帕西尼不是靠仪器而是靠观察来获得如此重大的发现。由此可见，帕西尼对科学研究的热爱和非凡的洞察能力，造就了他的伟大。而帕西尼在使用显微镜方面的非凡专业知识，使他为传染病领域的研究铺平了道路[26]。

1966年，帕西尼死后82年，国际细菌学命名委员会的司法委员会采用"1854年的帕西尼霍乱弧菌"作为霍乱的病原体弧菌的正确名称，也是对他成就的认可[27]。

第一个分离获得霍乱弧菌——罗伯特·科赫——病原菌的"猎人"

1883年8月，埃及爆发霍乱，用谈虎色变来形容人们对霍乱的恐惧是不过分的。当时霍乱由印度发源，经由埃及或阿富汗传到欧洲南部，几乎整个欧洲都面临着威胁。德国和法国接到了埃及政府的紧急求援，纷纷组织使团，开赴埃及亚历山大港。法国的霍乱调查组由巴斯德的4个学生组成,他们先于德国的调查组到达埃及。他们对霍乱患者的粪便和呕吐物进行了显微镜观察,同时,在解剖的患者肠子里发现"细长芽孢杆菌"。但在10月,他们调查组里的蒂利埃(Thuillier)逝世后,其余3名幸存者返回巴黎。在埃及他们向法国生物学学会提交了简短的报告后返回法国,他们没有听取巴斯德让他们继续在那里研究的劝告。他们的调查报告无法做出有意义的报道。罗伯特·科赫(Robert Koch,1843—1910,见图2-17)带领的调查组一到埃及就投入了可怕的尸体检查工作。一个月过去了,当科赫已经发现了霍乱的蛛丝马迹时,埃及的霍乱高峰消失了,就像它的爆发一样突然[28]。

1883年,在结束埃及的调查后,科赫又带队前往霍乱疫情流行非常严重的印度加尔各答。加尔各答医学院实验室设备齐全,科赫工作得很顺手,他继续进行在埃及尚未了结的研究。科

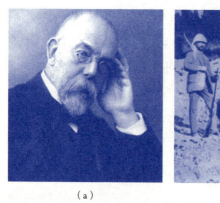
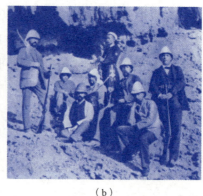

(a) (b)

图2-17 罗伯特·科赫的相片

(a)罗伯特·科赫(1843—1910);(b)1884年,科赫(右三)和同伴在埃及救治霍乱

赫和他的同事格奥尔格·加夫基（Georg Gaffky）和伯恩哈德·菲舍尔（Bernhard Fischer）在霍乱流行区共研究了40名病人，并对52具尸体进行解剖学观察，发现了与埃及那些霍乱死者身上相同形状的细菌：它们是微小的，半月状的，在病患者的肠道中也能找到它们，但健康人身体里却找不到。科赫有一次在加尔各答的街上，从小井里打起浑浊、散发着臭气的井水进行化验、检查，结果发现这些井水正是霍乱弧菌滋生的场所。这让他了解了霍乱弧菌的生活习性。他认为这是霍乱弧菌进入人体的途径[29]。

1884年1月，科赫成功分离出纯培养的"逗号杆菌"，他在报告中指出霍乱的病原体"有点儿弯曲，犹如一个逗号"，与别的杆菌形状不太一样。它们能在潮湿污染的亚麻布上繁殖，也能在湿润的土壤中进行繁殖，对干燥条件和弱酸溶液非常敏感。这是他在长达24周的时间里发出的7份报告中的第6份，这些报告描述了正在进行的研究，并同时提供给了德国媒体[28]。

但是有人指出，这种细菌早在30年前，即在1854年就被帕西尼发现，只是当时根本没人认可。确实，在科赫关于霍乱的所有著作中都有一个明显的遗漏，就是他在任何地方都没有提到先驱观察者。毫无疑问，帕西尼早在（1854年）意大利托斯卡纳城市的霍乱流行期间就已经确定了霍乱弧菌。他将其归咎为该病的病原体，并且使用弧菌（Vibrio）的名字，并带有合法的特定绰号"霍乱"，以此作为导致亚洲霍乱的病原体的细菌。1854年，帕西尼在《意大利医学公报》上发表了"对亚洲霍乱的显微观察和病理推断"[30]。

然而不管怎样，科赫的"逗号弧菌"导致霍乱是无法否认的事实。直到1905年，在埃及西奈半岛的埃尔托检疫站，科学家科茨里奇（Cotschlich）从麦加朝拜者尸体上分离出特殊的霍乱弧菌。后来学界把它命名为埃尔托弧菌，而科赫的"逗号弧菌"则被命名为"1854年帕西尼霍乱弧菌"。图2-18为弗朗西斯（Frances A. Hallock）对"逗号弧菌"的生长过程研究时拍摄的显微镜照片[31]。图2-19为在感染组织和不同条件下培养时观察到的霍乱细菌的照片[32]。

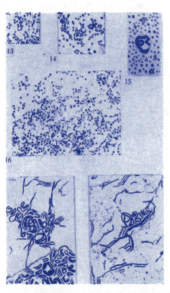
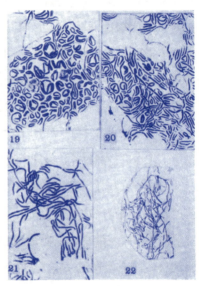
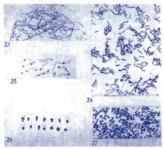

图2-18 研究"逗号弧菌"的生长过程时拍摄的显微镜照片

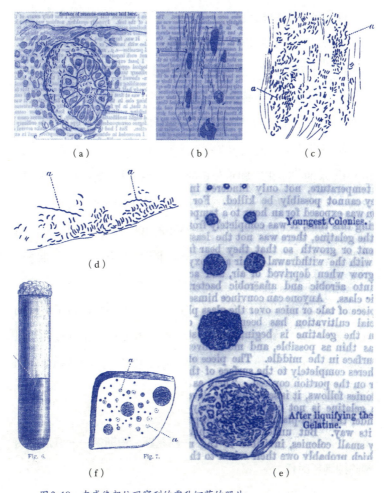

图2-19 在感染部位观察到的霍乱细菌的照片

（a）受霍乱弧菌感染小肠的黏膜切面：a—肠内泡囊；b—肠内切面；c—表皮与基膜之间大量的"逗号状"细菌；（b）霍乱肠内容物制备的载玻片核心：a—坏死的表皮细胞；b—逗号细菌；c—特殊成群的逗号细菌；（c）在湿度较高的培养条件下，出现大的逗号细菌；（d）纯种斜面培养时，出现螺旋形的细菌；（e）生长在凝胶板上的逗号杆菌菌落；（f）凝胶中试管接种点呈现漏斗形凹陷（Fig 6）；菌落大小与在平板上生长的相似（Fig 7）

科赫的发现对社会产生了重要影响。洪水和沼泽为细菌提供了肥沃的环境；肠道易受暴露在污水的细菌感染而得病；细菌会通过患者的粪便返回供水，也可以通过朝圣和其他类型的软藻扩散到各处。科赫理解了清洁水的重要性，并引入了过滤水管，8年后，霍乱肆虐汉堡，汉堡毗邻的阿尔托纳镇（Altona）因为使用过滤水而使该镇免受疾病侵袭，科赫的发现得到了证实[33]。水的"净化"和水分析的重要性提供了支持科赫理论的证据，并成功地表明了通过使用预防武器也能解决问题。

溯源研究揭示，从1817—1923年的100多年间，以恒河三角洲为地方性疫源中心，先后在亚洲、非洲、欧洲、美洲引起6次世界性霍乱大流行，病原体都是O_1群古典型霍乱弧菌。在这一时期的后期（特别是1879—1883年），霍乱的治疗取得了重大的科学突破，这得益于巴斯德首先发现了鸡霍乱的免疫接种，以及菲利波·帕西尼第一次发现霍乱弧菌和罗伯特·科赫（Robert Koch）第一次分离到霍乱弧菌[34]。

第一个发明霍乱疫苗的科学家——路易斯·巴斯德——开启疫苗预防控制新时代

路易斯·巴斯德（Louis Pasteur，1822—1895，见图2-20（a））是被誉为"走进科学王国最完美无缺的人"。他第一次发现的"酒石酸不对称"，对有机化学和药物学发生的深刻影响延续至今；他提出的"微小生命体理论"，不仅直接推动了"细菌致病理论"的诞生，且为生命科学和生物工程技术的发展奠定了基础。同时，在他"微小生理论"实践过程中第一次发明的"鸡霍乱疫苗",引领着现代疫苗的快速发展[35]。

巴斯德发明鸡霍乱疫苗是一项"偶然"中"必然"的伟大发明。

当时鸡霍乱对农民来说是一个严重的问题。这种疾病会在谷仓的院子里迅速蔓延,在短短3天内就能将整个鸡群赶尽杀绝。他断定疾病可以通过受污染的食物或动物粪便传播,他成功地识别和培养了霍乱杆菌,但并没有分离获得这种纯的细菌。但注射了这种培养物的鸡,通常情况下48小时内会死亡。

1881年夏天,巴斯德把他的培养物储藏在凉亭的架子上,为了避暑离开了巴黎。夏末回到巴黎时,他试图给鸡接种储存的霍乱杆菌。这些鸡没有生病,反而保持健康,结果令人失望。他的小组开始着手对这种菌重新进行培养,并进行再次实验:将新鲜的培养物分别接种到没有接种过培养物的鸡身上,及接种到已经接种过"过期"培养物后还健康的鸡身上,观察鸡的发病情况。

奇迹发生了。那些没有接种过培养物的鸡全部死了,而已经接种过"过期"培养物的鸡竟然都活着。巴斯德认识到他的结果与80年前爱德华·琴纳(Edward Jenner,见图2-21)的实验相似,后者通过给人接种一种温和形式的牛痘而使人对天花产生了免疫力。这种"偶然"的观察,尽管现在仍被质疑为"偶然事件",但它促使巴斯德产生了病毒减毒和疫苗接种的想法。"疫苗接种"即人工诱导免疫应答,其命名就是巴斯德为了纪念琴纳而定义的。巴斯德复制了鸡霍乱疫苗的减毒培养物,这些疫苗通常用于预防鸡霍乱,从此开创了免疫学和疫苗学的先河。巴斯德不仅第一个发明了鸡霍乱疫苗,还第一个发明了狂犬病疫苗及第一个炭疽病疫苗。巴斯德在疫苗研究方面取得了巨大的成功,同时,也开启了现代疫苗免疫学时代的到来。图2-20(b)为巴斯德实验的示意图[36]。

巴斯德的这一"偶然"发现导致的伟大发明,显然受到琴纳的启发。他的这一发明也遭到科赫的"不屑",他认为巴斯德的"鸡霍乱"对家禽没有实用价值,而且这种疾病的特定病理性微

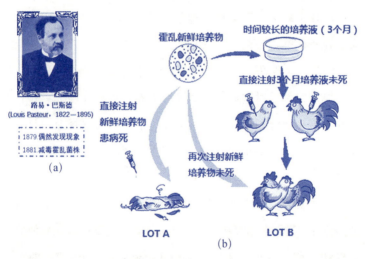

图2-20 路易·巴斯德(1822—1895)及减毒霍乱疫苗的发现

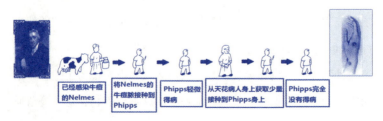

图2-21 琴纳及其种痘的流程示意

生物的存在还有待证实。因为当时科赫已经建立了"科赫法则",而巴斯德确实没有分离到造成鸡霍乱的细菌,而只是混合的培养物[37]。

18世纪后叶,英国医生琴纳在接诊一位发热、背痛和呕吐的挤奶女工后,他意识到接种牛痘可以预防天花。为了证实这一设想,他于1796年5月14日从一名正患牛痘的挤奶女工莎拉(Sarah Nelmes)身上的脓疱里取少量脓液注射至一个8岁男孩詹姆斯(James Phipps)臂内。6周后,男孩的牛痘反应消退。2个月后,再接种天花患者来源的痘液,Phipps仅局部手臂出现疱疹,未引起全身天花。琴纳为了证实接种牛痘预防天花的效果,先后多次给Phipps接种,但Phipps却安然无恙。正如琴纳所说:"尽管天花接种小孩手臂出现类似的脓疱,除此之外几乎不可觉察(见图2–21)。"据此,琴纳于1798年在其出版的专著《探究》(Inqiury)中,称此技术为疫苗接种(vaccination)。在琴纳的年代,人们全然不知天花是由病毒感染所致,亦不知接种牛痘使机体获得针对天花免疫力的机制。但他在实践中观察,经实验证实了种牛痘预防天花的方法,既安全又有效,具有划时代的意义[38]。

因此,人们也通常认为,琴纳是第一个发现天花"种痘",即"疫苗"的作用,但他不知道如何去制备它。他只是通过"人-人"接种方法去预防"天花"的发生。另外,尽管琴纳种痘的方法在当时流行甚广,也起到了积极的作用,但不久就"偃旗息鼓"了。因为这种方法引起了许多问题:人体的淋巴最终失去了免疫反应的效力,几乎没有脓疱;父母也不愿意把他们的后代用作生产库；最后，因为重复的样本是来自同样的脓疱，所以脓疱中的天花病毒几乎被清除了，这样要么是因为脓疱干了，要么是产生一种可疑的液体。但琴纳在人类医学发展历史长河中的地位是毋庸置疑的，是人类用免疫方法战胜疾病的"领路人"，2002年，他被英国广播公司列为英国历史上最伟大的100人之一。

霍乱疫苗的应用与传染病防治

已有的研究表明：在霍乱弧菌的200多种已知血清型中，只有O_1和O_{139}血清型可以产生霍乱毒素（cholera toxin，CT）并引起大流行性霍乱[39]。研究还发现，霍乱康复者对霍乱弧菌感染至少可以产生3年的免疫力。这是源于在霍乱康复者体内，已经具有杀死弧菌活性的菌体O抗原和阻断毒素作用的抗毒素抗体的产生，它们通过抑制细菌在小肠的定居和繁殖，从而阻断了霍乱毒素的作用。经动物实验和人体研究表明，采用菌体抗原和霍乱毒素B亚单位复合免疫，可同时刺激抗菌和抗毒免疫力，产生协同保护作用。这是通过接种疫苗来抵抗疾病发展历史的结果[40]。

自霍乱疫苗发明以来，疫苗接种的人体试验也在持续进展中。1884年，Ferran等[41]首先在西班牙霍乱流行区进行了灭活疫苗临床试验，接种组发病率明显减少。随后，俄国人Haffkine也开始在印度进行霍乱疫苗临床试验。20世纪20年代在印度进行的大规模临床试验，经追踪观察，非口服灭活疫苗有效率达80%，此后的接种人数高达300万，证明疫苗接种确实具有良好的保护效果[42]。尽管人们对注射用霍乱灭活疫苗有各种疑问，但注射用霍乱灭活疫苗仍然是一些国家唯一被允许使用的现行疫苗。同一时期，Russell进行了口服灭活疫苗的试验，当时疫苗内添加了胆汁盐，其保护效果与注射途径进行的接种免疫基本相同，但由于一部分患者有腹泻症状而停顿了近50年[43]。

随着生命科学和生物技术的发展，疫苗研究进入了新阶段。目前，以基因工程方法制备的活株减毒疫苗、亚单位疫苗，以及组合疫苗发展迅速；另外，与各种输送载体连接的疫苗也是发展的方向。这些新型疫苗的诞生，使其预防效果更好、副作用更小。

霍乱口服灭活全细胞复合B亚基疫苗是由与纯霍乱毒素复合B亚基结合的致死的全细胞霍乱弧菌O1组成（通过化学分解或有控制性的蛋白质水解方法使天然蛋白质分离，提取细菌、病毒的特殊蛋白质结构，筛选出具有免疫活性的片段制成的疫苗，称为亚单位疫苗），已在瑞士正式被批准使用。在孟加拉国、秘鲁和瑞典进行的临床试验已显示，该疫苗是安全且有效的。试验数据表明，服用2剂（间隔一周）后，在所有年龄组中，6个月期间可以产生85%～90%的保护。6个月之后，对于幼儿的保护迅速减弱，但在较大儿童和成人中在2年后仍有60%左右的保护作用[44-45]。随着生物技术的进一步发展，在美国马里兰大学疫苗中心的Keper教授领导下，成功研制出了霍乱口服减毒活疫苗。霍乱弧菌O1菌株103-HgR疫苗就是由一种含有基因处理的减毒口服活霍乱弧菌O1菌株103-HgR组成。在若干国家开展的安慰剂对照试验中已证明单剂量霍乱弧菌O1菌株103-HgR疫苗的安全性和免疫原性。而在美国的成人志愿者试验中也调查发现在服用疫苗后 3 个月期间能够对古典型霍乱弧菌产生极高的保护作用，高达 95%，对埃尔托型霍乱弧菌也能产生 65% 的保护作用[46]。

2016 年 6 月 10 日，美国食品及药物管理局（Food and Drug Administration，FDA）批准 PaxVax Bermuda 霍乱疫苗 Vaxchora 上市，这是首个经美国 FDA 批准的霍乱疫苗。Vaxchora 是一种口服减活疫苗，能有效针对 O1 型霍乱弧菌（全球霍乱的主要病因），并为 18～64 岁的成年人提供良好的保护。现在国际旅行变得越来越普遍，感染像霍乱这样疾病的概率也会不断提高，本次 FDA 批准的霍乱疫苗 Vaxchora 有望能解决旅行者的困扰[47]。

自琴纳第一个应用种痘预防天花，到巴斯德发明第一剂霍乱疫苗开创疫苗免疫学至今，这两百多年的历史进程中，疫苗的发展经历了多次革命，每次都有相应的研究成果被应用于抵御和治疗疾病，保卫人类健康。通过接种疫苗，人类已经消灭了天花，脊髓灰质炎病例也减少了 99%，白喉等传染病发病罕见，麻疹、新生儿破伤风等疾病的发病率显著下降。今天，疫苗的应用不仅使某些烈性传染病得到有效的控制或消灭，而且还广泛地应用于计划生育及肿瘤、自身免疫病、免疫缺陷、超敏反应等疾病的预防和治疗。无可辩驳地证明疫苗对人类健康保障、生活质量改善和社会发展做出了巨大贡献[48-49]。

1970 年代以来，全球新发现的致人传染病病原体有 40 余种，目前，世界各地大约有 30 余种包括重组基因工程疫苗（使用 DNA 重组生物技术，把病原体外壳蛋白质中能诱发机体免疫应答的天然或人工合成的遗传物质定向插入细菌、酵母或哺乳动物细胞中，经表达、纯化后而制得的疫苗）、核酸疫苗及减毒活疫苗、载体疫苗等在内的疫苗进行着各期临床试验。随着免疫学研究的发展，人们希望疫苗也可以在已发病个体中通过诱导特异性的免疫应答，达到治疗疾病或防止疾病恶化的效果，即治疗性疫苗。人类使用疫苗预防疾病已有200多年的历史，今天人类的平均寿命和19世纪末相比延长了数十年，可见疫苗为人类筑起了一道预防疾病的绿色屏障，保护着人类免受疾病的侵扰。

图2-22展示了有关霍乱研究的重大事件的时间节点[50]。

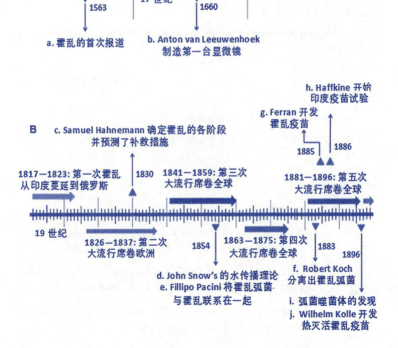

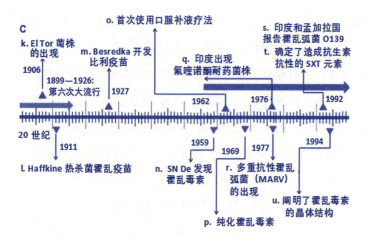

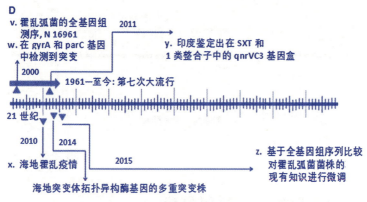

图 2-22 有关霍乱研究的重大事件的时间节点

参考文献

[1] Lancet (ed). History of the rise, progress, ravages etc. of the blue cholera of India [J]. Lancet, 1831: 241-284.

[2] Koch, T. 1831: the map that launched the idea of global health [J]. Int J Epidemiol, 2014, 43(4): 1014-1020.

[3] Shapter T, Newton R. The History of the Cholera in Exeter in 1832 [J]. Lancet, 1902: 458-462.

[4] William Budd. Malignant Cholera: its cause, mode of propagation, and prevention [J]. Int J Epidemiol, 2013, 42(6): 1567–1575.

[5] Langmuir A D. William Farr: Founder of Modern Concepts of Surveillance [J]. Int J Epidemiol, 1976, 5(1): 13–18.

[6] Smith F. Victorian Social Medicine: The Ideas and Methods of William Farr by John M. Eyler [J]. Med Hist, 1981, 25(1): 97–98.

[7] Halliday S. William Farr, The Lancet, and epidemic cholera [J]. Med Sci Monit, 2002, 8(6): 18–19.

[8] Pelling M. Cholera, Fever, and English Medicine, 18251865 [M]. Oxford, UK: Oxford University Press, 1978.

[9] Vinten-Johansen P, Brody H, Paneth N, et al. Cholera, Chloroform, and the Science of Medicine: a Life of John Snow [J]. Health Place, 2004, 10(1): 115–116.

[10] Fine P, Victora C G, Rothman K J, et al. John Snow's legacy: epidemiology without borders [J]. Lancet, 2013, 381(9874): 1302–1311.

[11] Lacey S W. Cholera: calamitous past, ominous future [J]. Clin Infect Dis, 1995, 20: 1409–1419.

[12] Brody H, Rip M R, Vinten-Johansen P, et al. Map-making and myth-making in Broad Street: the London cholera epidemic, 1854 [J]. Lancet, 2000, 356(9223): 64–68.

[13] Snow J. The cholera near Golden-square, and at Deptford [J]. Med Times Gazette, 1854, 9: 321–322.

[14] Hornick R B, Music S I, Wenzel R, et al. The Broad Street pump revisited: response of volunteers to ingested Cholera vibrions [J]. Bull N Y Acad Med, 1971, 47(10): 1181.

[15] Gangarosa E J. The epidemiologic basis of cholera control [J]. Bull Pan Am Health Organ, 1974, 8(3): 189–197.

[16] Newsom S W. Pioneers in infection control: John Snow,

Henry Whitehead, the Broad Street pump, and the beginnings of geographical epidemiology [J]. J Hosp Infect, 2006, 64: 210-216.

[17] Chave S P W. Heney Whitehead and cholea in Broad Street [J]. Med Hist, 1958, 2(2): 92-108.

[18] Hardy A. Pollution and control: a social history of the Thames in the nineteenth century [J]. Med Hist, 1987, 31(2): 233-234.

[19] Buechner J S, Constantine H, Gjelsvik A. John Snow and the Broad Street pump: 150 years of epidemiology [J]. Med Health R I, 2004, 87(10): 314-315.

[20] Tucker, J.H. Epidemiological Society. Monday, July 3, 1854 [J]. Lancet, 1854, 64(1611): 33.

[21] Brody H, Rip M R, Vinten-Johansen P, et al. Map-making and myth-making in Broad Street: the London cholera epidemic, 1854 [J]. Lancet, 2000, 356(9223): 64-68.

[22] Bell J, Bolanowski S, Holmes M H. The structure and function of Pacinian corpuscles: A review [J]. Prog Neurobiol, 1994, 42(1): 79-128.

[23] Lippi D, Gotuzzo E. The greatest steps towards the discovery of Vibrio cholerae [J]. Clin Microbiol Infect, 2014, 20(3): 191-195.

[24] Subba Rao M, Howardjones N. Original observations of Filippo Pacini on vibrio cholera [J]. Bull Indian Inst Hist Med Hyderabad, 1978, 8(1-4): 32.

[25] Barcat J A. Filippo Pacini and cholera, 1854 [J]. Medicina, 2014, 74(1): 77-79.

[26] Bentivoglio M, Pacini P. Filippo Pacini: a determined observer [J]. Brain Res Bull, 1995; 38: 161-165.

[27] Feeley J C. Minutes of IAMS Subcommittee on Taxonomy of Vibrios [J]. Int J Syst Evol Microbiol, 1966, 162: 135-142.

[28] Howard-Jones N. Robert Koch And The Cholera Vibrio:

A Centenary [J]. Br Med J (Clin Res Ed), 1984, 288(6414): 379-381.

[29] Yoshifumi T. Vibrio cholerae and cholera toxin: from calcutta to kolkata [J]. Sci Cult, 2010, 75: 149-152.

[30] Nardi M G. Discovery of Vibrio cholerae by Filippo Pacini, of Pistoia, established in the initial phases of microbiological thought and judged after a century [J]. Minerva Medica, 1955, 45(102): 1024-1029.

[31] Frances A. Hallock. Coccoid Stage of Vibrio comma [J]. Trans Am Microsc Soc, 1960, 79(3): 273-280.

[32] Koch R. An Address on Cholera and its Bacillus. [J]. British Medical Journal, 2013, 2(1236): 453.

[33] Blevins S M, Bronze M S. Robert Koch and the "golden age" of bacteriology [J]. Int J Infect Dis, 2010; 14: 744-751.

[34] Lacey S W. Cholera: Calamitous Past, Ominous Future [J]. Clin Infect Dis, 1995, 20(5): 1409-1419.

[35] Schwartz M. The life and works of Louis Pasteur [J]. J Appl Microbiol, 2001, 91(4): 597-601.

[36] Plotkin S A. A hundred years of vaccination: The legacy of Louis Pasteur [J]. Pediatr Infect Dis J, 1996, 15(5): 391-394.

[37] Ligon B L. Biography: Louis Pasteur: A controversial figure in a debate on scientific ethics [J]. Semin Pediatr Infect Dis, 2002, 13(2): 0-141.

[38] Jennifer L Hsu. A brief history of vaccines: smallpox to the present [J]. S D Med, 2013: 33-37.

[39] Kaper J B, Morris J G, Levine M M. Cholera [J]. Clin Microbiol Rev, 1994, 8(1): 48.

[40] Yildiz F H, Conner J G, Jones C J, et al. Staying Alive: Vibrio cholerae's cycle of environmental survival, transmission, and dissemination [J]. Microbiol Spectr, 2016, 4(2).

[41] Fournier J M. The current status of research on a cholera vaccine [J]. Bull Soc Pathol Exot, 1998, 91: 412-415.

[42] Löwy I. From guinea pigs to man: The development of Haffkine's anticholera vaccine [J]. J Hist Med Allied Sci, 1992, 47(3): 270-309.

[43] Sur D, Kanungo S, Sah B, et al. Efficacy of a low-cost, inactivated whole-cell oral cholera vaccine: Results from 3 years of follow-up of a randomized, controlled trial [J]. PLoS Negl Trop Dis, 2011, 5(10): e1289.

[44] van Loon F P, Clemens J D, Chakraborty J, et al. Field trial of inactivated oral cholera vaccines in Bangladesh: Results from 5 years of follow-up [J]. Vaccine, 1996, 14(2): 162-166.

[45] Qadri F, Ahmed T, Ahmed F, et al. Safety and immunogenicity of an oral, inactivated enterotoxigenic Escherichia coli plus cholera toxin B subunit vaccine in Bangladeshi children 18-36 months of age [J]. Vaccine, 2003, 2394-2403.

[46] Mayo-Smith L M, Simon J K, Chen W H, et al. The live attenuated cholera vaccine CVD 103-HgR primes responses to the toxin-coregulated Pilus Antigen TcpA in subjects challenged with wild-type Vibrio cholerae [J]. Clin Vaccine Immunol, 2017, 24(1). pii: e00470-16.

[47] Cabrera A, Lepage J E, Sullivan K M, et al. Vaxchora: A single-dose oral cholera vaccine [J]. Ann Pharmacother, 2017, 51(7): 584-589.

[48] Blume S S. Lock in, the state and vaccine development: Lessons from the history of the polio vaccines [J]. Res Policy, 2005, 34(2): 159-173.

[49] Rappuoli R, Malito E. History of diphtheria vaccine development [M]. Netherlands: Springer, 2014: 225-238.

[50] Lekshmi N, Joseph I, Ramamurthy T, et al. Changing facades of Vibrio cholerae: An enigma in the epidemiology of cholera [J]. Indian J Med Res, 2018, 147(2): 133-141.

第三章

传染病控制
是如何起步的

——

产科医生塞梅尔维斯与
外科医生李斯特

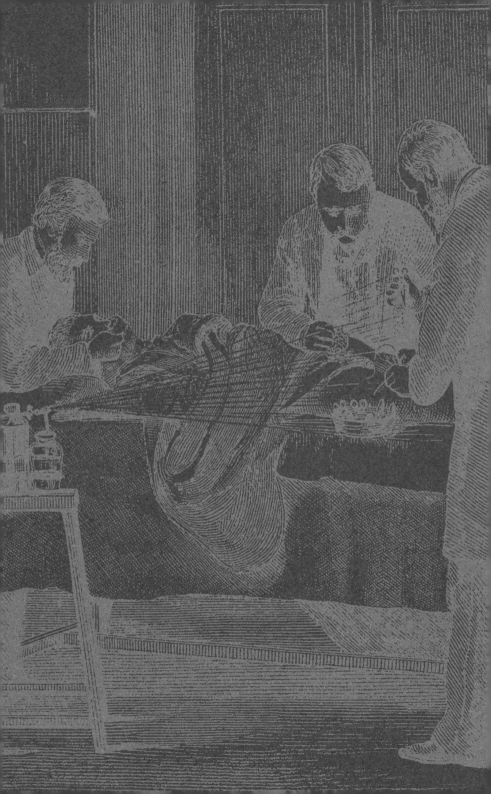

今天，我们每一个人都知道"饭前便后要洗手"的简单道理。但是，你是否知道在150年前，就连产科和外科医生都不知道洗手的道理，更不知道手术前医生的"手消毒"是控制病人手术后感染的主要手段，因为当时的科学还没有揭示病人感染的原因（感染病因学）。本章要给读者展示的，就是在150年前，科学家是如何逐步地去揭开隐匿在感染背后的"秘密"的，更要展示的是在一个新的"科学发现"或"科学理论"诞生时，他又遭受了何等的"磨难"，包括发现"秘密"或提出理论的科学家。特别是在还没有建立"细菌致病理论"的年代，其"磨难"是可想而知的。

当今，医疗照护相关感染（health-associated infections, HAIs）在世界范围内影响着数以万计的生命[1]，特别是一些患有慢性疾病的人群，他们的年龄可能特别大或特别小，或是免疫功能低下，因此更容易发生感染[2]。引发HAIs的原因通常是多重耐药微生物[3]，为了治疗感染，医生会采用提高抗生素用量的方法，但这也成为多药耐药性产生的主要原因[4]。除了对已有感染的治疗之外，感染的预防和控制也十分重要。维持手部卫生作为预防和控制感染的关键手段，是预防HAIs的重要基石。如今，以酒精为基础的手部清洁已经成为健康防护的标准。但是，纵观人类的发展历史，人们对手部的清洁和卫生并不是从一开始就如此重视。是什么造成了人们对手部卫生观念的改变，用于清洁消毒的方式又发生了什么变化？读完本章内容，你就会知道在今天抗击新型冠状病毒肺炎的人民战争中，为何要全民"戴口罩、勤洗手"的道理了。

投射在疾病病因学上的第一束光线——戈登

在科学技术飞速发展的今天，败血症仍然是威胁人类生命健康的重要疾病之一，并且在老龄化人口中发生率很高。在过去，败血症的主要形式是医院坏疽（也称为医院热或腐烂热），以及分娩后影响产妇的产褥热[5]。

18世纪后半叶，戈登（Alexander Gordon）在控制产妇科产褥热方面做出的贡献，被誉为"投射在疾病病因学上的第一束光线"。在1789年和1792年，阿伯丁医院经历了严重的产后热流行。戈登根据他的研究与实践发现自己照管的77个病人中，就有25人死亡，死亡通常发生在发病的第5天左右。由此，他提出了前人未曾触及的两个观点：① 产褥热在某种程度上与丹毒（一种累及真皮浅层淋巴管的感染）有关；② 它是由医生和助产士传染给分娩中的妇女[6]。在戈登出版的《阿伯丁流行性产褥热》著作中（见图3-1（a）），将医护人员接触的尸体确定为可能的传染源[7]。戈登对此提倡一种预防策略："患者的衣服和被褥应焚烧或彻底清洁；曾经照看过产褥期发热患者的护士和医生应仔细清洗自己的衣服，并在再次穿上服装之前对其进行熏蒸。"

与许多刚刚提出的新科学思想一样，他的观点引起了强烈的反对，更没有得到人们的足够重视。事实上，人们从未把戈登作为英国医学和现代感染控制的先驱。在他工作的地方阿伯丁，戈登也没有受到应有的尊敬，但在产妇医院有一块他的纪念碑，上面写着：第一位描述产褥热的妇产科医生——活在这里[8]（见图3-1（b））。几乎没有证据表明戈登的论文在当时的产科医生中广为人知或被接受，但他的论文在1822年被爱丁堡的William Campbell出版社作为一本关于产褥感染的书的附录再版。

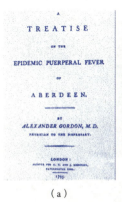
（a）

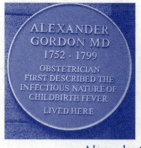
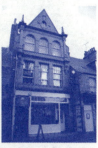
Alexander Gordon
(1752 – 1799)
（b）

图3-1　戈登的纪念碑和著作
（a）1795年撰写的著作;（b）戈登的纪念碑

在该书出版的20年后，戈登的这些观点，通过在美国马萨诸塞州波士顿的奥利佛·霍姆斯（Oliver Wendell Holmes，1809—1894，见图3-2）的倡导下，在美国获得了强有力的支持。霍姆斯起先是一名产妇科医生，但他不接生孩子而是做解剖工作，后来他成了著名的法学家和作家。在他做产妇科医生时的一次医学会议上，听到一个同事的死亡报告，其是在为患产褥热死亡的妇女进行尸检后得病死亡的；还有，在这位同事病倒前，他继续为几位产妇接生，而这些产妇也都死于产褥热。由此，引起了霍姆斯的极大兴趣。基于这些发现和调查结果，他于1843年，在《新英格兰医学与外科学季刊杂志》（*New England Quarterly Journal of Medicine and Surgery*）上发表了他的经典论文"论产妇的传染性"。但是这本杂志仅发行了一年就停刊了，所以如今已很难找到相关的资料[9]。

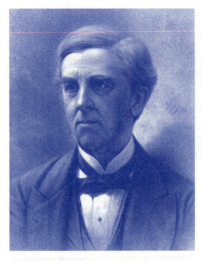

图3-2 奥利佛·霍姆斯（1809—1894）

在这篇文章中，他提到了戈登的早期观察结果。在当时，霍姆斯根本不知道感染是如何传给产妇的。他和其他许多人的推测一样，即由空气中的某些"瘴气（miasmas）"所致。在他的论文结尾提出了一些他希望的切实可行的、可能有助于避免传染的建议：① 如果医生接生的第一例产妇患病的话，则他接生的下一个产妇患产褥热的风险很大；② 如果医生遇到了两例产妇患了产褥热，医生则应该停止接生一个月，以"净化"自己（但霍姆斯没有说明为何要这么做）；如果医生遇到了三例产褥热患者，则应该终止与助产士一起接生。他还补充道：做助产士的医生不应该参与感染病人的尸检[6]。霍姆斯这些在当时看来与戈登相似的"异端观点"，大家都持有怀疑的态度。特别是美国的一些产妇科的"大佬们"，更是竭力地反对这一观点。

"母亲的救世主"——塞梅尔维斯

19世纪中叶是医学发展的一个令人兴奋的时期。Vesalius（韦萨利斯，1543）和 Harvey（哈维，1628）的重要贡献对于解剖学、病理学和生理学的发展非常重要，但是，对实用医学和外科手术的影响却微乎其微，与之形成鲜明对比的是之后由巴斯德的发现而引发的生物学革命[10]。这为李斯特之后在外科手术领域的贡献奠定了基础。科赫发明的微生物培养方法催生了实验微生物学的诞生，使细菌毒性的评估成为可能。据说当科赫在伦敦国际医学大会（1881）上展示自己的平板培养物时，巴斯德惊呼道："C'est un grand progres！（这是一个伟大的进步！）"Ehrenberg[11]在1838年的专著中描述了细菌的存在，但务实的临床医生并没有在意。亨利·埃伦伯格（Henle）在文章中将疾病传播的解释从沼泽散发的"污染"转变到了微生物起源，尽管"微生物"这个名称的出现还要再等36年[10]。

在当时，消毒剂的使用对减少外科手术中的感染起到了极其重要的作用，但在接生和外科手术过程中的感染依然是"在所难免"。这在磺胺和抗生素问世之前，许多有前途的年轻医生都因此而丧生，如Hunczkovsky（1798）、Kolletschka（1847）、塞梅尔维斯（1865）和Curt Schimmelbusch（柯特·席梅尔布施，1895）都因感染而去世。眼科学教授威廉·穆拉伊（William Murray）博士（1926）在中耳炎的开颅手术中手指被刺伤，无奈之下他的手臂被截肢，但几天后他还是死了。露西·怀尔德（Lucy Wilder）是一名解剖学的研究生，在从事链球菌的培养时，菌液滴在了她的前臂，而她在给兔子注射时被刮伤。几天后，她死于败血症[10]。即使在今天，感染问题也如同外科医生的影子一样会随时出现在外科医生身上，并且是造成大多数手术后死亡的重要因素。

消毒防腐在很多方面都可以追溯到古代。在历史上，与以往所有的实践相比，显微镜技术、细菌培养技术和染色技术，以及利用高温消灭细菌技术等，对外科医生应对感染能力提高的贡献都是巨大的。奇怪的是，大型外科手术常常没有提到产褥热，而产后子宫却无一例外地会产生巨大的新鲜伤口。根据Lea（莱亚，1910）提供的测量结果，该面积可以达到约900平方厘米[12]。这种大伤口显然是细菌植入的沃土。因此，分娩造成的伤口严重程度与体表伤口比起来是相当的，这使得塞梅尔维斯在伤口处理上占有重要历史地位。Pouteau（普托，1760）和Kirkland（柯兰克，1774）是最早认识到手术伤口感染和产后发热相似性的人。Pouteau对死于产褥期的妇女尸体进行"细心检查"，发现这是一种类似丹毒的炎症[13]。

特别是1800年代中期有两位医生，美国的霍姆斯和英国的塞梅尔维斯（Ignaz Philip Semmelweis，1818—1865），在当时卫生条件发展的大环境下，认识到清洁双手的重要性，并对产褥热发生的原因提出了具有前瞻性的理论和解释。

引起产妇发生"产褥热"的原因是如何发现的？

几年后，塞梅尔维斯基于在维也纳中心医院第一分院产妇科工作时的发现，提出了"洗手消毒理论"和实践的方法，并很快在欧洲很多医院实施，取得了显著的成效。因此，可以说，塞梅尔维斯是预防医学之父，是产妇科和外科无菌操作的奠基人[14]。但塞梅尔维斯最深远的影响是推动了"细菌致病理论"的发展[15]，并开创了一种全新的思维方式，认为疾病一定有其必然的诱因[16]。由于当时细菌理论还没有建立，塞梅尔维斯将产褥热的诱因称为"腐烂的动物有机质"[17]。他的理论形成过程大致如下。

1846年，28岁的塞梅尔维斯开始在维也纳中心医院第一分院的产妇科担任第一助理医师。维也纳中心医院一共有两个分院，从1840年开始，医学生只在第一分院接受教学和接诊，而助产士则只在第二分院进行接生。作为一个主要服务于维也纳穷人阶层的公立机构,维也纳中心医院为医生和医学生提供学习机会,其中特别注重尸检的病理学教学[18]。每天早晨,在约翰·克莱因(Johann Klein)教授的指导下,产妇科的医生和医学生都要在医院的陈尸房进行尸检,然后再去参与临床工作。而进行解剖和对患者进行内部检查都是徒手操作的。在很久之后,美国外科医生威廉·哈尔塞特(William Halsted)才将橡胶手套引入外科手术中[19]。

当时,欧洲所有产妇科诊所都普遍出现产褥热,经常以流行病的形式出现,死亡率超过10%。在维也纳第一产科分院,产妇死亡率在9%左右,是第二产科分院的3倍左右。尽管也组织了委员会进行调查,但没人能解释为什么[17]。现在我们已经知道产褥热是由葡萄球菌或链球菌败血病引起[20],但当时人们将其归因于弥漫在病房中的血液、脓液和排泄物混合形成的瘴气[21]。感染的最初迹象是分娩后不久就出现的发烧,心动过速和腹泻,随后广泛的败血症症状也相继出现,包括子宫或会阴部疼痛、腹膜炎、胸腔积液、心包炎、癫痫发作和四肢紫斑病[18],随之而来的就是死亡。败坏了维也纳第一产科分院的声誉。据报道,第二产科分院产妇死于产褥热的死亡率为3.4%,而在家分娩的产妇死于产褥热的概率低于1%,甚至在大街上生产的妇女其死于产褥热的概率也低于第一分院[22-24]。因此妇女通常宁愿在家中或甚至在街上进行分娩也不去这可怕的第一分院。塞梅尔维斯在他的病房中无助地看着数百名健康的妇女死于产褥热,因此决心寻找原因。

他对此非常地痴迷,广泛地阅读文献,并进行了数百次尸检，但都没有寻找到引起产褥热的真正原因。但塞梅尔维斯通过一系列仔细的观察，总结出以下这些只存在于第一分院的现象：1846年，第一分院妇女的死亡率是第二分院的5倍；产褥热感染了第一分院中整排的患者，但只零星地发生在第二分院；当分娩过程持续超过24小时，第一分院的妇女几乎无一例外的生病，但这一现象没有发生在第二分院；在大街上分娩的妇女患上产褥热的风险明显低于在医院里生产的妇女[22]。

1847年3月20日，一次偶然的事件提供给了塞梅尔维斯了解问题根源的线索。当他度假返回威尼斯时，得知他亲密的好朋友，法医学教授Jacob Kolletchka（雅各布）由于一名学生在尸体解剖过程中意外割伤了他的手指后而死亡。悲痛万分之余，塞梅尔维斯仔细查看了Kolletchka的尸检报告后发现：尸检报告中描述的淋巴炎、腹膜炎、心包炎、胸膜炎和脑膜炎，与他一次又一次所见的产褥热的产妇症状一致。然而，Kolletchka并不是女人，也不是由于接生而被感染，而是由于尸检过程中的一个小小的创伤。塞梅尔维斯随后做出了一个关键性的推断，这个推断改变了医生对未来一百年疾病成因的看法[16]：如果Kolletschka死于类似产褥热的过程，那么死于产褥热的母亲的死因必然与Kolletschka的死因相同。这是他的同时代人无法接受的推论，因为他们当时认为有多达30种引起产褥热的原因。

建立这种关联后，塞梅尔维斯就知道了原因：他称其为"尸体颗粒"（cadaver particle）。在尸检过程中，这些"颗粒"通过割伤手指进入了Kolletschka的血液。同样，这些颗粒通过医生的手被引入到了产妇的产道中，而这些医生在妇产检查之前进行了尸检（当时是在没有手套的情况下进行的）。在检查待产的母亲之前，医生只用肥皂和水洗过手，但这并没有除去尸体上的颗粒，这从洗手后很长一段时间内残留的气味可以知道[17]。至此，这个谜团终于得到了解答：在第一分院，由于医学生和医生在妇产检查之前参加了尸检，使得产褥热导致的产妇死亡率更高，而第二分院的助产士则没有参加尸检，她们的手没有被"尸体颗粒"所污染，因而产褥热导致的产妇死亡率显著低于第一分院。由此可以说，塞梅尔维斯发现了引起产妇发生"产褥热"的真正原因。

感染控制的先驱——消毒理论的提出与实践

在对各种溶液进行了试验之后，塞梅尔维斯确定了氯溶液对于去除尸体解剖后残留在手上的特征性气味最有效。他的配方包括1当量的氯石灰（也就是漂白粉）加上24当量的水。这个配方最终被证明可以有效杀灭所有细菌[25]，比普通的肥皂更加有效，并且取得了与今天作为照护患者金标准的酒精洗手方式相当的杀菌效果[26]。1847年5月15日，塞梅尔维斯开始实行新的干预措施，他要求所有人从陈尸房到产房之前都要用氯石灰溶液用力擦洗双手。一旦进入病房，他们在两次患者检查之间可以用肥皂和水洗手。得到的结果是惊人的：与引入用氯石灰洗手之前的时期相比，在随后的三个月中（1847年6月至8月），产妇死于产褥热的比率从7.8%下降至1.8%[17]。

但是，感染率在1847年10月份再次上升，当时有12名产妇（5.2%）死于该疾病；11月，又有11名妇女（4%）死亡[22, 27]。塞梅尔维斯追踪了10月份的感染源，是一名患有化脓性的"子宫髓样癌"的妇女，因此他总结出疾病不仅能从尸体传播到人体，在有生命的人体之间也可以传播。此后，他要求医生不仅在第一次进入病房时要用氯石灰洗手，在检查两个病人之间也要用氯石灰洗手[17]。然后，他又追踪到11月的一个感染病例，是一名有膝部脓性感染的患者。由于医护人员在两次患者检查之间已经用氯溶液洗手了，因此他得出结论认为，这些病例必须隔离，因为他们会导致周围环境受到污染，就像病房中散发出的恶臭那样。由此，他很快就意识到，导致产褥热的原因可能是"腐烂动物有机质"。他估计，在这种情况下，1%病例的感染部位是产道本身，大约是出生创伤或胎盘保留的继发病之一。他称这些为"自体感染"，并认为不可通过洗手或隔离来预防。1848年，在他全部的预防措施被实施后，第一分院的产妇死于产褥热的死亡率降至1.27%，低于第二分院的孕产妇死亡率（1.33%），如图3-3所示[22]。

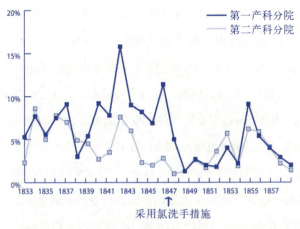

图3-3　由塞梅尔维斯报道的1833—1858年间，维也纳中心医院第一和第二产科分院的孕妇产褥热死亡率

塞梅尔维斯的初步结果报道在1847年12月和1848年4月的维也纳医学会杂志社论中，并邀请了欧洲产妇科负责人对此结果进行确认或反驳[14]。他还写信给了整个欧洲的产科诊所的负责人，请他们做出回应。除一些特别个例外，其他的回应都是负面的。人们提出了反对意见，以各种原因拒绝了塞梅尔维斯的学说，即产褥热是一种感染：几乎总是由在产道中引入外源诱因引起的，可以通过用氯石灰洗手来预防。引起医学界人士抵制的主要原因是思维模式的转变，要求人们接受诸如产褥热之类的疾病可能只有一个必要的诱因所致。这种根本性的改变将不得不等待细菌的发现和细菌致病理论的建立，才能被人们所接受[15]。

尽管取得了前所未有的成功，塞梅尔维斯的主管Klein教授却反对他的理论，1849年，塞梅尔维斯被辞退。一个区别李斯特时代（1867—1878）和塞梅尔维斯时代（1847—1849）的标志是生物科学地位的变化。到了李斯特时代，显微镜和微生物培养方法开始被病理学家和临床医生接受，从而预示了微生物学的诞生。当塞梅尔维斯将氯石灰溶液洗手作为接诊的常规程序时，Ehrenberg（埃伦伯格，1838）曾详细报道描述过细菌，但对于大多数临床医生而言，他的工作没有任何意义。卡尔·罗基坦斯基（Carl Rokitansky）在塞梅尔维斯的研究所进行解剖时，起初不赞成使用显微镜。Rokitansky在其关于病理学的多篇论文中对显微镜的忽视引起了Virchow（菲尔绍，1846）的严厉谴责。如果Rokitansky建议塞梅尔维斯用显微镜检查产妇的恶露，他可能会观察到Ehrenberg所描绘的细菌，巴斯德后来将其标记为产褥热的病因。然而，巴斯德的宣布并未得到巴黎产科医生的认可。

维也纳大学医学史教授埃尔纳·莱斯克（Erna Lesky）经过非常敏锐和艰苦的努力，剖析了导致塞梅尔维斯被免职的原因。这不仅仅是塞梅尔维斯和他的上级约翰·克莱因（Johann Klein）之间的分歧，而是更加现实地横贯在新旧职工之间进行的权力斗争。Klein的前任，产科主任Johann L. Boer在1822年被罢免，随后由Klein取代他的职位。狡猾的操纵者、眼科学教授Anton E. von Rosas和Klein代表了老派。系主任Rokitansky、J. Skoda、F. von Hebra、Carl Haller、Ernst Brucke等则是新派。在当时的情况下，两位杰出的教授Rosas和Klein批驳Rokitansky和一个才华横溢的职员（塞梅尔维斯）的判断和建议是不足为奇的[10]。

1850年5月，塞梅尔维斯举办了他人生中唯一一场讲座，目的是想要吸引在维也纳医学会的同事（见图3-4）来关注他的发

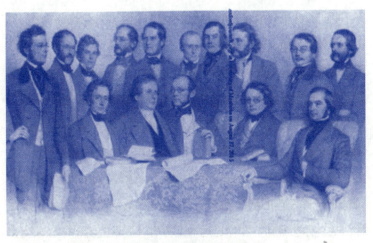

图3-4 当时在维也纳医学院工作的教授们

现。他展示了令人印象深刻的数据结果,讲座总体上也比较能让人接受。但这还不足以撼动人们对产褥热的刻板思维方式。他一直想捍卫自己的理论,但最后只得到了一个理论教学职位,由此受到了很大的打击[28]。

同年10月,他从维也纳回到匈牙利的布达佩斯,并在一个小医院里找到了一份无薪的产科医生职位。由于他的努力,在1851年至1857年就任期间,医院因产褥热导致的孕产妇总死亡率为0.85%;在同一时期,布拉格和维也纳的产褥热产妇死亡率为10%～15%。1855年7月,塞梅尔维斯的强力反对者Birly教授去世(他拒绝尝试使用氯石灰来洗手,坚信产褥热起源于肠道并且是使用泻药治疗的强烈提倡者),他被任命为佩斯特大学理论和实践助产学教授。大学的产妇科诊所的情况很差,而且产褥热很普遍。塞梅尔维斯面临着无数障碍,他不得不与政府和当局就床单和洗衣服等不断进行斗争,最终成功地将诊所转移到了新的设施中。尽管他面临着种种逆境,塞梅尔维斯在他还是教授的第一年就将产妇因产褥热的死亡率降低到0.39%,并且在1859年至1860年(诊所转移到新设施之前的最后一年)期间,这一比率一直保持在0.9%[29]。

1863年7月4日,塞梅尔维斯收到了圣彼得堡的胡根贝格(Hugenberger)教授的一封信。信中写道:世卫组织附上了一份关于圣彼得堡医学会会议记录的报告,该报告在连续5次会议上讨论了产后发热的病因和预防。Hugenberger信中的结束语是这样写的,你会看到,在你遥远的北方有多少追随者,年轻人支持你的力量有多大;单凭这一点,你的收获就足够大了,因为未来掌握在他们这些年轻人的手中。这封信给塞梅尔维斯带来了很大的快乐，他决定放弃进一步捍卫自己提出的理论的想法，而继续专注于撰写关于产妇科的文章，直至1865年去世，他的最后一篇关于卵巢切除术的文章还没有写完。

英年早逝的伟人——迟到的"春天"

塞梅尔维斯在正式刊物上发表其学说的速度很慢。他在1847年首先发现了产褥热的致病原因，但他的发现在11年后才发表在一个匈牙利语的报纸上。随后又经过了两年时间，在1860年，他终于以德语出版了自己的著作《产褥热的病因、概念和预防》，如图3-5所示。塞梅尔维斯将书的副本发送给了欧洲各地的主要产科医生，但除了个别人外，其他答复几乎都是一致的否定，就像他最初宣布他的发现时一样。他面临着欧洲一些最杰出的医生的强烈反对，如菲尔绍（Rudolf Virchow）和斯坎佐尼（Friedrich Scanzoni von Lichtenfels），他们对产褥热的成因持有不同的看法。例如，著名的病理学家Virchow认为，导致产褥热的主要原因是子宫收缩不足，子宫收缩导致子宫周围区域的血管血栓形成，这些血栓转化为产褥热。他还将其归因于环境条件和母亲的心理状况。虽然许多采用氯石灰对手消毒的人拒绝承认，但塞梅尔维斯的学说也逐渐被人们接受。例如，1864年，Virchow在一次演讲中说："我认识到维也纳学校的优点，尤其是塞梅尔维斯的优点。"[16]就连曾无情地抨击塞梅尔维斯的Scanzoni，也于1867年承认，并在他的教科书第四卷中写道："在过去十年的不懈研究中，我们感激的是，现在人们几乎一致认为产褥热是一种传染病……此外，我们不能也不会忘记塞梅尔维斯在这一领域的自我牺牲般的努力，

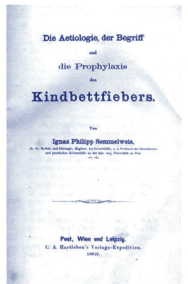

图3-5 塞梅尔维斯的主要著作《产褥热的病因、概念和预防》封面

他为我们医院的产妇提供了出色的服务。"[30]

塞梅尔维斯活着的时候并没有看到他学说的胜利,他的理论被大多数人所忽略和反对,他的心理状况开始恶化,他认为别人的批评是专门针对自己,并愤怒地做出了回应。他对那些反对他观点的人发出了辱骂的信件,要求他的产妇科同事停止对母亲的"屠杀",这使他与同龄人更加疏远了[14]。塞梅尔维斯的精神状态进一步恶化(见图3-6),他患有失忆症并发展为严重的抑郁和焦虑症[23]。到1865年,他仍然是产妇科教授,但行为变得难以控制,这迫使他的妻子Maria Weidenhoffer和毕生的朋友Ferdinand von Hebra合计将他送进了奥地利精神病院,他到那后不久就被拘束和殴打。两周后,塞梅尔维斯去世,享年47岁。当他第一次被埋葬在维也纳时,很少有人参加他的葬礼。甚至没有他的妻子在场,只有布达佩斯的一位朋友来了，但是他最残酷的敌人Carl Braun参加了葬礼。他的遗体于1891年被转移到布达佩斯的Kerepesi公墓，然后在1964年再次被转移到塔班，回到他出生地的庭院[31]。最近发现的原始尸检报告显示，塞梅尔维斯极有可能在逃脱时遭到监管人员的殴打，并死于感染所致的全身性败血症。而导致他被送进精神病院的根本原因一直都在争论，而且无疑还将继续。但就塞梅尔维斯的才华、对患者的奉献精神和传承[32]而言，永远不会有任何争议[33]。

塞梅尔维斯的消毒理论还是得到了一个很好的结局。尽管由于种种原因他没有及时发表文章，也受到了很多当代学术权威的强力反对，但正像著名的医学历史学家Erna Lesky得出的结论："没有一个人能像塞梅尔维斯那样，在人们没有发现他时，他的

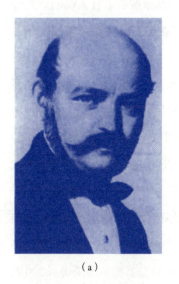
（a）

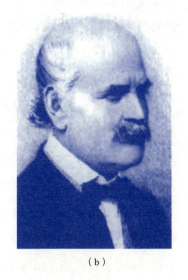
（b）

图3-6 塞梅尔维斯肖像

（a）于1857年塞梅尔维斯开始写作时拍摄；(b) 于1860年发表他的病因学著作时拍摄，他的外貌发生了巨大的变化

理论和方法已经得到如此迅速的传播。这正是一种奇迹：他懒于写文章反倒是帮助了他学说的传播。"[34]

塞梅尔维斯是一位伟大的开拓者。① 他以敏锐的眼光和严密的逻辑（基于在两个产科诊所观察到的数据）批驳了当时所有现存的关于产褥热起源的理论。② 据我们所知，他还是第一个开展大规模临床试验的人。从1847年5月开始，所有第一分院的医生和医学生（干预组）在进行完解剖之后必须用氯石灰洗手才能进妇产科，而所有在第二诊所的助产士（对照组）则不需要做任何改变。这一措施的结果是，第一分院的死亡率从最开始的10.5%降低到3.2%，而第二分院的死亡率一直维持在1%～1.3%之间。两个诊所每年接待相近人数的患者（大约3 500人和3 400人），而且患者无论临床表征如何，都是按照隔日入院的形式分配到两个诊所。他的临床试验规模在那个时代是令人惊叹和佩服的。③ 他还于1849年在兔子身上进行了临床前的动物实验研究[35]。④ 他正确解释了患者隔离和减少尸检是不够的。他说明了4种产褥热可能的来源，分别是尸体、感染的产妇、患有丹毒的病人，以及受感染的伤口。⑤ 他将以上这些汇集成一个详尽的学说，涵盖从病因学到有效的解决方法。⑥ 他为了病人和他的学说，勇敢而激烈斗争，并最终付出了一切，包括他的生命[32]。

在塞梅尔维斯去世几十年后，细菌致病理论才得以确立。经过巴斯德、李斯特、科赫等众多科学家的共同努力，他的理论终于被怀疑论者所接受。2018年6月30日是塞梅尔维斯诞辰200周年，塞梅尔维斯大学和匈牙利医学周刊共同庆祝了这一值得纪念的日子。人们铸造了纪念币来纪念这位伟人，纪念币的一面是塞梅尔维斯的侧像，另一面是正在洗手的图像（见图3-7）。此外，邮局发行了纪念邮票（见图3-8）；塞梅尔维斯大学出版社还出版了一本讲述他生平的书（见图3-9）；在纪念会结束后，以"母亲"为主题的雕像也进行了揭幕（见图3-10）。

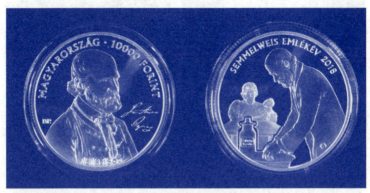

图3-7　描绘塞梅尔维斯侧像和消毒洗手的纪念币
照片由Dr. Roberto Romero拍摄；工业艺术家Gábor Kereszthury设计了该纪念币，并于2018年由布达佩斯的匈牙利国家银行铸造完成

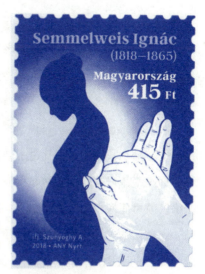

图3-8　塞梅尔维斯的纪念邮票
照片由Dr. Roberto Romero拍摄；艺术家András Szunyoghy Jr.设计了该纪念邮票，并于2018年6月30日由匈牙利邮局发行

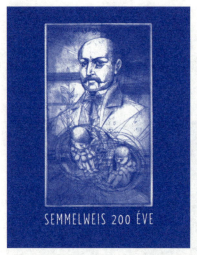
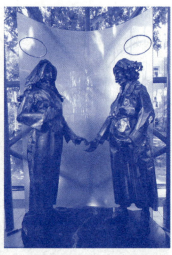

图 3-9　纪念塞梅尔维斯的书
照片由 Dr. Roberto Romero 拍摄；该书由病理生理学教授 Dr. László Rosivall 编辑，并于 2018 年由塞梅尔维斯大学出版社出版

图 3-10　塞梅尔维斯的纪念雕塑
照片由 Dr. Roberto Romero 拍摄；该雕塑由 István Madarassy 基于中世纪绘画中圣母玛利亚和伊丽莎白的见面场景创作而成；雕塑于 2018 年 6 月 30 日塞梅尔维斯的纪念仪式上揭幕

在了解了塞梅尔维斯的故事之后，作为科研工作者的我们应该受到启发和警醒：科学家、医师甚至人类，在反对一个新想法之前，必须学会自我反省。每当一个新的思想、观念或理论被提出时，如果它们是建立在科学的实验设计和充足的数据支撑的前提下，那么我们不应因其过于创新和违背常理的性质而拒绝它们，而是应该以开放的心胸和头脑去接受它们。也许你的一个小举措，就可能挽救无数条生命。

一些历史学家责怪现代医学的成就忽视了塞梅尔维斯的贡献，而有的人则认为他的悲剧是他自己造成的。无论这些说法正确与否，我们现在都应该以庄严而平静的心态再去读一读这位200岁产妇科医生的梦想：

"当我……回忆在佩斯特的时光，我只能通过凝视那个（产褥热已经消失）幸福的未来，来消除掉在我身上的悲伤。但是，虽然我不能保证自己的眼睛能看到那段快乐的时光，却有这样的时光必然会不可避免到来的信念，也将使我垂死的日子欢欣鼓舞。"

塞梅尔维斯是"医学史上最伟大的思想家"[36]，"他对传染病和产褥热性质的精确评估在医学上很少有人能与之匹敌。"[18]他机敏，独创且远超时代。他的学说之所以受到抵制，并不是因为他的性格缺陷，而是因为它面对了当时杰出的产科医生提出的所有现存理论。的确，如果塞梅尔维斯未能在生命的初期被击倒，并像李斯特一样活到85岁，他将看到自己毕生的工作得到证明，并且他（而不是李斯特）很可能被认为是无菌和预防医学之父。尽管如此，当一切都说完之后，他一生中仍然挽救了无数母亲的生命，为此，他应得的历史称号是"母亲的救世主"。

塞梅尔维斯去世后，匈牙利政府在1969年将1769年成立的医学院，改成以他名字命名的塞梅尔维斯医科大学，以庆祝学校成立200周年。又在2000年，将已有的塞梅尔维斯医科大学、匈牙利体育教育大学和Haynal Imre卫生科学大学合并，更名为塞梅尔维斯大学。如今，这所大学被广泛认为是欧洲领先的医药和健康科学研究中心，在其传统优势的基础上，联合创新发现，该校在教育、科研和卫生护理三个方面都有所建树。塞梅尔维斯大学下设6个专业学院（医学院、药学院、牙医学院、卫生科学学院、卫生与公共服务学院、体育教育和运动科学学院），提供了从本科到博士阶段的所有课程，授课语言包括匈牙利语、英语和德语。塞梅尔维斯大学是匈牙利最大的健康护理和卫生保健机构，下属27家医院，有员工8 000多名，满足了全国大约6%人口的卫生保健需求。凭借自身240多年的学科优势，这所大学在匈牙利最有声望的研究机构中占有领先优势，且享有很高的声望。

现代外科之父——李斯特

19世纪，可以认为是现代医学，特别是感染医学的"元年"。自17世纪开始，在欧洲建立了众多的医院，医院里几乎对所有的死亡病人都要进行尸检，从而大大地促进了病理学的发展，列文虎克和胡克发明的显微镜，得到了愈来愈多医生和科学家的重视，因而那些具有"灵感"的科学家凭借"猜想"或"逻辑推理"提出的理论，并付诸实践形成的成果，正在爆发出更大的"能量"，迎接真正意义上的现代医学——病因学、预防医学、安全手术、感染和传染病防治等"医学科学"的到来。在这个"伟大的时代"，涌现了一大批名垂千秋的伟大科学家。图3-11和图3-12为明尼苏达大学医学院外科教授Oven H. Wangensteen，于1970年发表在美国《纽约医学院公报》(Bulletin of the New York Academy of Medicine) 杂志上的文章，总结了在那个年代中倡导和实践无菌外科手术做出里程碑贡献的医生和科学家群像[37]。无菌外科手术的提出和实践，不仅大幅降低了当时由创伤感染带来的死亡率，且有力地助推了"细菌致病理论"的诞生。

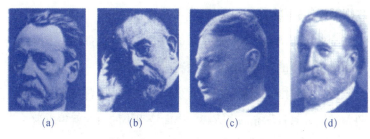

图3-11 对"无菌外科"做出重要贡献的"伟人"
(a) Pasteu, 创造细菌致病理论时代, 1878;(b) 科赫, 分离到细菌, 1878;
(c) Neuber, 在外科实践中实施无菌, 1883;(d) Bergman, 证明了无菌的价值

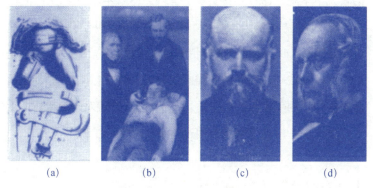

图3-12 伟大的创新和创新者
(a) Petit, 止血带, 1718;(b) 麻醉, 1846;(c) 塞梅尔维斯, 证明了手不洁对伤口的危害, 1847;(d) 李斯特, 伤口防腐剂的确认价值, 1867

从现有的历史文献中不难看出,在无菌外科手术的消毒理论和实践中,李斯特与塞梅尔维斯的贡献可被认作"并驾齐驱",但是,由于李斯特的寿命和学术生命远比塞梅尔维斯长,从而得以持久地宣传和推广他提出的理论和实践的方法。与此同时,与无菌外科同等重要,也许更为重要的是,他在感染病因学研究中取得的成果,为随后以巴斯德和科赫为核心建立的"细菌致病学理论"做出了重要的贡献[38]。

才华横溢的外科医生

李斯特与塞梅尔维斯的父亲都是商人,他们都出生于富裕的家庭。李斯特的父亲约瑟夫·杰克逊·李斯特是一位酒商和贵格会教徒,也是维多利亚时代的业余科学家之一,曾发明了复合消色差透镜,对科学充满了兴趣。李斯特很小的时候就想成为一名外科医生,还经常肢解小动物。但他父亲坚持让他在学习医学前先要学习艺术,所以李斯特到20岁才开始学医。他1844年进入伦敦大学学院,1847年获文学士学位,1852年获医学硕士学位。他会说一口流利的法语和德语,也会用荷兰语,并学会了画画(这对他外科手术时,描述患者的情况非常有利)[39]。图3-13(a)是李斯特在1832—1834年的素描本的封面;图3-13(b)是李斯特对髌骨骨折的手术方法;图3-13(c)是李斯特对鹰嘴骨折的手术方法。图3-14为李斯特使用过的手术器具[40-41]。

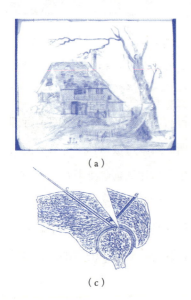

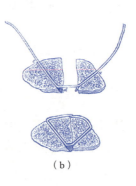

图3-13 李斯特的素描
(a)在1832—1834年的素描本的封面;(b)对髌骨骨折的手术方法;(c)对鹰嘴骨折的手术方法

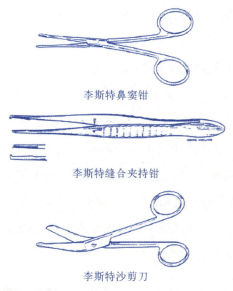

图3-14 李斯特使用过的手术器具

李斯特在1846年的伦敦大学学院医院参加了第一次麻醉手术,但对手术结果感到悲伤。尽管如此,他还是很努力地工作并做得很好,以至于院长感谢他"在考试中维护了学校的荣誉"。对于一个医学生来说,想预期自己的研究生涯,这不是件寻常的事情。但李斯特优异的考试成绩使他获得了一个家庭外科医生的职位,并不久得到了FRCS(Fellow of Royal Colleges of Surgeons,皇家外科医学院会员)。基于他在伦敦开始工作有一年的"空档期",他的伦敦大学学院导师生理学教授Sharpey建议他在游玩前去爱丁堡工作一个月。

1853年,李斯特来到苏格兰(见图3-15(a)),成为最有名的外科医生爱丁堡大学外科教授James Syme(图3-15(b))的助手。有位传记作家曾是这样描述当时对李斯特的印象:他穿着黑色的衣服，穿着通常的贵格会服装，外表令人印象深刻，然而，他那体贴、真诚和善良的容貌却使作家松了一口气。Syme是一位受人尊敬的老师和实践者，他"从不浪费时间，从不浪费一个字、一滴墨水，或一滴实验用的血"。师徒间配合默契，李斯特经常帮着老师写文章，也经常是老师办公室里的贵宾。不久，李斯特就向他女儿求婚了，老师把自己的女儿嫁给了自己的学生（见图3-15（c）），这段婚姻对铸就李斯特的事业非常重要，因为他的妻子Agnes Lister是一位事业上的极好帮手。她成为丈夫最好的志愿者。她在丈夫的指导下进行了许多实验，使李斯特发展了防腐的应用。

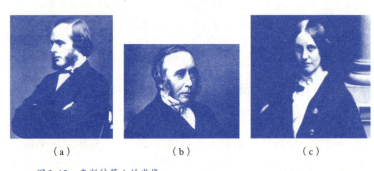

图3-15　李斯特等人的肖像
（a）28岁时的李斯特；（b）James Syme；（c）Agnes Lister

后来，李斯特成为外科讲师，并在1856年成为Syme的助理外科医生[42]。"机会垂青于有思想准备的人"——李斯特就是一位有准备的人，他的思想为随后的"细菌致病理论"建立做出了贡献；弗莱明（Fleming）也是有准备的人，他发现了青霉素。与李斯特同年代的William Osler，因为喜欢显微镜观察研究也广为人知（见图3-16）[43]。

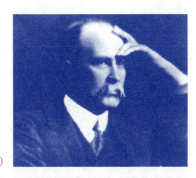

图 3-16　William Osler（1849—1925）

作为外科医生，李斯特于 1858 年的 4 月和 8 月，分别在《爱丁堡医学杂志》上发表了题为"肱动脉结扎 1 例，显示组织的持久活力"[44] "动脉炎并发自发性坏疽 1 例及血管疾病凝血原因分析"[45] 的论文。由此，他获得了父亲的一份厚礼——如图 3-17（a）所示的显微镜。随后，他发表了 15 篇关于皮肤和眼睛中的肌肉活动、血液和血管凝结随感染而变化的论文。杰出的成就使他在 1860 年被选为格拉斯哥皇家医院的外科学教授，同年他被选为英国皇家学会成员。图 3-17（b）是李斯特在英国格拉斯哥皇家医院，他的第一位开放性骨折病人进行手术后的住院病房；图 3-17（c）

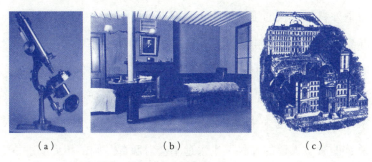

（a）　　　　　　　　　（b）　　　　　　　　　（c）

图 3-17　李斯特的工作场所
（a）李斯特使用的由他父亲赠送的显微镜；(b) 第一位开放性手术骨折手术病人病房；(c) 李斯特负责的男性病房

为李斯特负责的男性病房。

根据巴斯德在评价李斯特时说的那样，他的头脑确实抓住了他的观察并采取行动。他的实验源于他对使用显微镜研究组织内生理过程的热情。"有机化合物"石炭酸很好地发挥了它的作用，它的强度足以使低等生物失去活力，但又足够温和，能与炎症的自然过程相结合，促进组织得以恢复。大伤口表面形成的石炭酸硬壳成为保护促进结痂，允许组织自然愈合。李斯特的消毒体系是John Hunters早期描述的"痂下愈合"的体现。李斯特相信，组织的生命力战胜了被动化学过程。

从现象到本质——站在巨人肩膀上的质疑

李斯特开始执业时，外科世界还处于原始阶段，使用的床单和实验室外套从没有洗过，外科器械只在存放之前清洗过；可想而知，当时外科手术后的感染会有多严重。外科医生认为化脓和黄稠脓是正常愈合的一部分，所以外科手术后死亡率非常高。比如，1836年至1850年间，巴黎医院截肢的死亡率为66%，即使是外科界公认的领军人物比尔罗斯（Billroth）进行手术，在苏黎世时死亡率为40%，后来在维也纳的死亡率也有26%[46]。因此，在普通的外科医生的工作中，外科手术只是偶尔进行，而且由于化脓性并发症，曾有人提议禁止医院进行所有的手术。皇家外科医学院的未来院长埃里克森爵士（Sir J.E. Erichsen）曾说："明智、人道的外科医生永远不会对腹部、胸部和大脑进行手术。"埃里克森曾认为，伤口感染的原因是伤口本身产生的瘴气，这些瘴气集中在空气中。埃里克森推论出，有超过7名患者在14间病房中感染了伤口，导致空气饱和，导致坏疽的危险气体扩散。但李斯特没有被说服，因为当伤口被清理和清洗时，一些伤口已经愈合了。这引起了他的怀疑，即伤口本身有问题。

李斯特在格拉斯哥皇家医院工作时，深为医院出现的术后高死亡率而感到惊恐不安。李斯特尽力使病房保持清洁，推出了成堆的干净毛巾，以鼓励人们洗手，但是这并不足以避免高死亡率的发生。李斯特曾提出，伤口化脓的根本原因是由于空气对伤口内的血液或血清的影响而引起的分解[47]。但他又注意到自发性气胸后胸腔内空气的存在与感染无关，所以他认为不仅仅是空气的影响导致了这个问题。同时，他也观察到，为何手术后皮肤完好的骨折病人一般不易发生感染？

李斯特一直在思考着术后感染的问题，此时，伟大学术突破的催化剂——他的朋友，化学教授托马斯·安德森（Thomas Anderson），建议他读一下最近巴斯德发表的关于"腐败研究"（*Recherches sur laputerfation*）的论文。巴斯德的论文使李斯特"茅塞顿开"：他意识到巴斯德发现的现象，不会仅在葡萄酒上发现。于是，他提出了引起伤口感染的原因也是"发酵分解"的假设。他迅速着手重复以沸腾的尿液为介质的天鹅颈烧瓶实验（图3-18为李斯特改进后的实验装置），结果表明，只要排除伤口颗粒情况，空气的存在就不会引起分解。但问题是如何排除无法煮沸的"伤口颗粒"？

又一位感染控制先驱——消毒理论的提出与实践

李斯特在完成曲颈瓶实验后，更确信了自己的观点：外科手

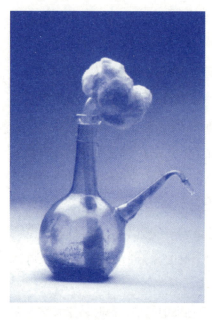

图3-18 李斯特改进后的实验装置

术必须进行消毒,只有这样才能保证具有"发酵分解"作用的"颗粒"不在产妇的机体上进行"发酵分解",从而才能够防止产褥热的发生。于是,他开始不断地研究和尝试各种消毒剂的使用。以下是Gerald G. Osborn于1986年发表在《医学人文与生物科学杂志》上的,题目为"李斯特与防腐的起源"的综述文章中的有关内容。它比较详细地重现了李斯特发表的有关外科手术消毒方面的案例[48]。

1864年,李斯特在报纸上看到一篇文章,描述卡莱尔市如何使用一种新方法来处理污水。他们发现,在污水中掺加少量的石炭酸(苯酚),既能防止臭味,又能消灭在污水灌溉土地上吃草的牛的肠虫病。石炭酸是一种煤焦油产品,多年来一直以其粗糙的形式被称为"德国木馏油"。李斯特认识到,石炭酸是一种重要的有机化合物,其来源于以前活的植物组织,而不是一种"死"的无机化合物。

在1865年，Anderson建议李斯特读一篇由法国著名化学家巴斯德写的文章，题为"腐败研究"。这位陷入"微小生命体理论"困境者非常高兴地从巴斯德那里得知，伤口化脓并不是一种被动的化学反应，而是由具有自身生命能量的活的微生物引起的一种主动过程。他还兴奋地了解到，这些微生物可以通过加热、过滤或化学物质被杀死——这一事实开启了防止或停止化脓过程的可能性。巴斯德的杀菌实验，变成了李斯特对在外科病房中患有开放性和封闭性骨折的病人的试验。他的朋友Thomas Anderson为他提供了第一个粗制的石炭酸样品，在室内外科医生的帮助下，李斯特开始了他的临床试验。

第一次试验是在1865年3月，当时发生了一起严重的腿部复合骨折后的手术失败，致患者死亡的案例。然而，李斯特并没有气馁，他将悲剧的结局归结于治疗方法的不当，而不是他最初使用石炭酸消毒造成的。5个月后，也就是1865年8月12日，另一个病例被检测出来：一个11岁的男孩被一辆大车碾过，他的左腿复合骨折。男孩的伤口首先用浸过石炭酸的绒布包扎起来。然后，他的腿被截去，用夹板固定住，4天不受干扰。换药时，伤口没有化脓的迹象，这正是李斯特希望看到的，说明他的技术是正确的。他再用稀释的石炭酸水溶液包扎伤口，再放5天。再一次没有化脓的迹象，但这一次他观察到，石炭酸刺激了伤口边缘的健康皮肤。第二次复查时，伤口表面有少量"不完全脓"，但伤口边缘皮肤下无脓。李斯特感到深层化脓的危险已经过去，他进行了常规的水敷料，患者的腿在六周内无并发症的愈合了。虽然李斯特对他的成功感到非常高兴，但他承认，如果采用标准的治疗方法，他的病可能也会好转。

1865年9月11日，一名32岁的工人被马踢伤，导致右胫骨复合骨折。李斯特用一块浸过石炭酸的绒布包扎伤口，绒布被修剪到刚好能覆盖伤口边缘的大小。然后用一张涂过油的纸盖上。他第二天去看望病人，并要求在接下来的5天里每天使用石炭酸浸泡过的棉绒覆盖伤口。当没有化脓时，他惊奇地注意到伤口上覆盖着一层干石炭酸。11天后，他小心翼翼地剥去硬壳，发现下面的伤口没有化脓。然后他进行了常规的水敷料。第16天的检查显示一些有限的脓液形成，但总体上是一个健康的伤口。李斯特后来因急事离开了几个星期，他把病人留给了他的工作人员照顾。在他回来的时候，他得知这个病人在医院得了坏疽，不得不截肢。这次的失败，促使他要在技术上再取得突破，并决心尽最大努力促进后续伤口的结皮形成，并用薄层铅皮保护结皮。

在接下来的几个月里，李斯特的病房只用石炭酸治疗了2例复合性骨折。这两个病人都只有小伤口，用石炭酸敷料后伤口愈合得很好，但他觉得用普通的方法也可以愈合。

然而在第二个病例中，他认为"很好地计算了石碳酸在复合骨折中的价值"。1866年5月19日，一名21岁的男子小腿严重骨折。李斯特重新调整了腿的位置，尽可能多地挤压空气，使血从伤口凝结。然后用浸过石炭酸的绒布覆盖，再用锡板覆盖、固定。当天晚上又加了一块浸过石炭酸的绒布。在开始形成痂的第二天和第三天，再用较多的石炭酸涂抹。到第7天，李斯特还是观察到一些脓液，但认为是由于石炭酸刺激了健康的皮肤。两周后，渗出的血清使痂周围软化，但仍然没有化脓的迹象。又一周后，他惊讶地发现，当部分石炭酸被移除时，痂的深层已经转化为活的组织。于是他推测，血液和血清在某种程度上受到了石炭酸的作用，石炭酸为新组织的生长提供了一种营养。最终的结果是组织完全恢复。

接下来是一个极其困难和重要的案例。病人是一名10岁的男孩，右臂的组织受损严重，桡骨和尺骨骨折。他的手臂被拉进了机器中，夹在一个轴和转动它的皮带之间。他的同事们证实，机器停了整整两分钟，男孩才被救了出来。他的尺骨严重受损，不得不切除一部分，还有许多肌肉拉伤。然后，在伤口内部和暴露的骨头表面，用石炭酸涂抹。伤口用一块浸过石炭酸的绒布包扎起来。石炭酸的接触方式与前一个案例相似。这次，李斯特对结果非常满意，并有足够的信心在"几乎绝望的情况下"使用他的技术。

1866年6月23日，一个7岁的小男孩被一辆满载的公共汽车从身上碾过，这确实是一件令人绝望的事情。这名男孩的右腿复合骨折，小腿内侧的整个长度和宽度都有明显的伤口。他失血过多，当他来到病房的急诊室时病情已十分危急。治疗方案是清洗伤口，用一块石炭酸浸泡过的粗绒布包扎，整个伤口用锡板覆盖并固定。前3天，男孩伤情严重，有时会进入精神错乱状态。第4天，他有了明显的改善，被描述为"聪明、安静、不痛"。伤口每天接触石炭酸，直到第8天才取出并检查敷料本身，没有化脓。男孩的情况继续改善；然而，他的腿外侧没有涂上石炭酸，伤口开始增大，并有感染坏疽的迹象。两天来，李斯特一直试图用石炭酸来检查坏死组织的生长过程，但他不得不带着这个男孩通过手术来移除坏死的组织。虽然覆盖着石炭酸硬壳的那部分伤口没有化脓的迹象，但在手术过程中，对侧的伤口扩大了。在伤口处有一块下部的胫骨，白色的，光秃秃的，大约有2.5英寸长。以前的经验告诉李斯特，像这样暴露的碎片会化脓，会开始剥落，并且永远不会愈合。李斯特几乎绝望了，如果男孩的身体状况开始恶化，他准备立即截肢。然而，当病人的健康状况稳步改善时，整个医院的工作人员都吃了一惊。他用石炭酸与溃疡周围的坏疽斗争了5个月，进行了仔细地换药和进一步地外科清创术。随着时间的推移，他观察到那些看起来已经死亡的骨头碎片逐渐被重新吸收，新的健康组织正在取而代之。在医院住了9个月后，病人出院了，他的腿完好无损。

李斯特在1865年8月至1867年3月期间共治疗了11例复合性骨折。与其他外科医生和他自己在使用消毒技术之前的成功率相比，他的结果令人震惊。他总共取得了9次完全的成功，剩下的2例中，其中一例需要截肢，还有一例因为一块尖利的骨头碎片切进了动脉而死于血肿。李斯特在他的论文"关于治疗复合性骨折、脓肿等的新方法"中报告了他的防腐实验结果。其中共介绍了11例复合性骨折的新技术，并对2例腰肌脓肿切开引流的抗菌技术进行了初步报道。这篇论文在1867年3月至7月间分两部分发表在《柳叶刀》杂志上[46]。

之后，他将杂酚油处理伤口用于脓肿治疗以及截肢手术，截肢手术死亡率在1867年至1869年间降到了15%（40个病人中只出现6例）。1867年3月至7月期间，他在《柳叶刀》杂志上发表了一系列基于巴斯德细菌理论的相关论文，表明消毒处理对治疗伤口是有效果的，这是外科消毒的雏形[49]。

1867年8月在都柏林举行的英国医学协会会议上，李斯特提出石炭酸用于外科手术观点,仍遭到许多外科专家的质疑甚至反对。然而面对这些质疑,他从未停止这项工作,进而测试消毒系统有可能改进的地方。一开始,外科医师已将手和器械用了石炭酸来处理,现在李斯特决定室内空气也要净化,即在操作过程中,将20%的酸溶液喷入空气中。第一个改进是应用他发明的喷洒石炭酸的装置,最初是由大型驴子引擎式装置喷洒(见图3-19(a),(b)),但其用量太大,且喷洒效果不好;后来被改进的蒸汽喷洒器代替,即石炭酸喷雾器(见图3-19(d),(e),(f))。图3-20显示了为纪念李斯特对外科消毒做出重要贡献而于1912年印发的纪念邮票图(见图3-19(c))[50]。第二个改进是引入了含石炭酸手术敷料。

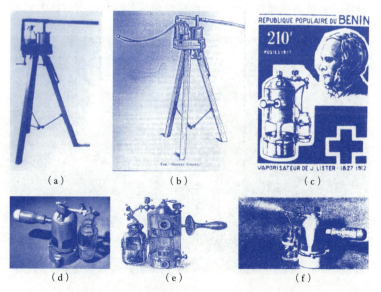

图3-19 李斯特进一步改进消毒系统
(a)和(b)早期的"驴子引擎"消毒器;(c)李斯特与消毒器的纪念邮票;(d),(e),(f)改进后的蒸汽喷雾消毒器

尽管现在无菌和无菌技术已取代消毒成为抵抗感染的主要原则，但李斯特将细菌学说应用到外科手术患者的护理中，为外科医生现在的工作奠定了基础。他将医师和外科医生的思想引导到了保持伤口清洁和无污染上起到了至关重要的作用。

对外科消毒做出重要贡献的另一位外科医生——奥格斯顿

在当时，外科医生以平淡无奇的态度看待手术后的死亡，责怪命运。但辛普森（James Young Simpson，1811—1870，见图3-20（a））、塞梅尔维斯、李斯特和奥格斯顿（Alexander Ogston，1844—1929，见图3-21（b））都发现了手术死亡的原因和形成了自己的想法，却遭到了业内人士的藐视，这些人可能担心自己会被追究死亡责任。辛普森时期的普遍错误观点认为：不

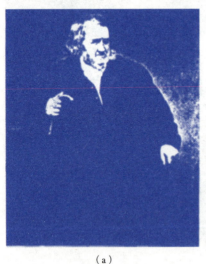 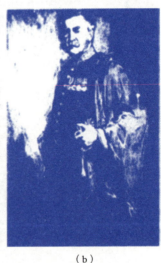

（a） （b）

图3-20 辛普森和奥格斯顿
（a）辛普森（1811—1870）；(b）奥格斯顿（1844—1929）

干净的空气和陈旧的医院是造成手术感染的原因；而辛普森的正确观点是手术后的死亡原因与产褥热的死亡原因是相同的。塞梅尔维斯专注于产褥热而受到关注。当时，外科医生对手术后的死亡都归入"医院疾病"（hospital disease），如脓毒症、败血症、丹毒和坏疽。伤口脓液形成是公认的术后常见事件，被认为是愈合过程中的一个重要阶段，甚至还被认为是"值得称赞的脓液"（laudable pus）。产褥热被认为是没有任何条件与伤口化脓有关，因而完全不同于医院的疾病。

在当时，奥格斯顿的研究结论应该是非常令人信服的，但没有得到同行的认可，特别是没有得到李斯特的认可。其实，奥格斯顿的成就应该永垂不朽，但他已被遗忘了。今天我们阅读他在1881年和1882年发表的两篇论文，足以证明他对外科消毒所做的贡献[51]。

当在阿伯丁医院工作的年轻医生奥格斯顿了解到李斯特所在的爱丁堡医院外科手术时用石炭酸消毒取得很好的效果后，他特地去爱丁堡医院拜访李斯特。他确实相信了李斯特的消毒方法。李斯特应用他的防腐手术技术时，不仅手术伤口愈合干净，没有化脓，而且出乎意料的是，被称为手术病的"医院疾病"（hospital disease）也消失了。回到自己的阿伯丁医院后，他力排众议也开始手术消毒，并取得了令人满意的结果。图3–21为奥格斯顿和同事们正在进行外科手术，展示的是手术前用石炭酸喷雾消毒的场景，尽管外科医生已经用石炭酸冲洗了手和器械，但仍没有无菌手术的迹象，医生既没有穿无菌白大衣，也没有戴无菌手套。

但是，奥格斯顿不满足于将自己的努力用于改进防腐手术

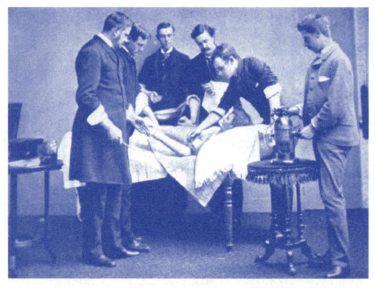

图 3-21　外科手术前使用石炭酸喷雾消毒的场景（左 4 为奥格斯顿）

的技术和材料，他一直在关心着成功的原因。他推断脓一定是由细菌感染引起的，决心找出"这些有机体的作用"，为此，他在花园的一间小屋里建了一个实验室。英国医学会资助奥格斯顿50英镑，购买了一台带有镜头、照相机和细菌培养器的蔡司显微镜，用于他的课题"细菌之间的关系"的研究。他不仅从手术后有脓肿的病人身上取下脓液，做好涂片后在显微镜下观察，还进行动物实验，并从感染动物中取样进行观察。当他在显微镜下观察到这些他一直"冥思苦想的细菌"时，兴奋地写道："我发现了美丽的缠结大量的圆形生物链，在脓液中清晰可见细胞和碎片；显微镜下的脓液揭示了伟大的谜题，让我充满了希望。""我的快乐是可以想象。"他把显微镜下观察到的连在一起的小球称为链球菌；把一个个分开的小球称为葡萄球菌。奥格斯顿于

1881年在《英国医学杂志》上发表了"关于在外科疾病中的微生物的报告"的论文，详细记录了他在显微镜下观察到的各种形态的细菌，如图3-22左图所示：有大肠杆菌和类似于葡萄串的球菌，取决于球菌的堆积；由图3-22右图可知，球菌的排列似乎很有规则，且有些球菌串联起来了[52]。1882年，他在《解剖学杂志（伦敦）》上发表题为"微球菌中毒"的长篇论文，报道他的研究结果[53]。

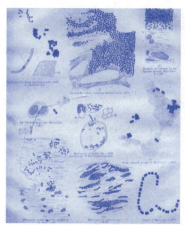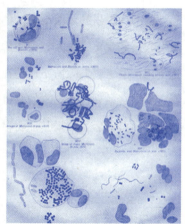

图3-22　奥格斯顿显微镜下的造成手术后脓肿的细菌形态

助推"细菌致病理论"建立的使能者

1873年4月7日，李斯特受邀在爱丁堡皇家学会的学术会议上作了题为"对腐败和其他发酵变化的'微小生命体理论'及对Torulce（一种酵母）和细菌自然历史的贡献"的报告。这个报告后来在爱丁堡皇家学会汇刊上全文发表[38]。其开场白是这么说的："尽管接下来交流的主题在过去几年已引起公众的广泛关注，但是，我想以以下一些基本的观点作为我发言的序言：众所周知，当有机物暴露在普通环境下时，它们经历了质的改变。例如，注入麦芽会引起酒精发酵；由小麦粉制作的浆糊会发霉；或者一块肉经过这种处理后会腐烂。在显微镜下，可以看到这样的每一个变化都伴随着微小生物的发育。"同时，李斯特展示了这三个质变过程中，显微镜观察到的微小生物，分别是麦酒酵母（*Torula Cerevisice*）、灰绿青霉（*Penicillium Glaucum*）和细菌，如图3-23所示。

巴斯德提出的"微小生命体理论"认为，这些微小的生命体是引起这些变化的原因；这些微小的生命体以它们的微小程度成比例地扩散；它们无所不在地在这个世界上围绕着我们，且它们肯定能够接触到任何暴露的有机物质。这些微小的生命体一旦与有机物质接触后，如果其证明在一个有利的生存环境下，就能够

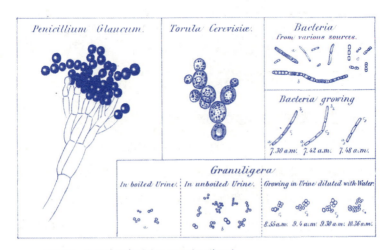

图3-23　李斯特观察到并记录下的细菌形态

发育，且其生长过程决定了化学变化。进一步说，这些生命体尽管在我们看来很微小，但也毫无例外地构成了生物的一般规律，即起源于类似的母系。

在反对这一理论的人中，有些人把有机物质的变化归因于空气中的氧气；另一些人虽然相信氧气理论的不足，但坚持所谓的"化学发酵"（chemical ferments）学说，把上述所考虑的变化归因于缺乏生命力的有机原理，并认为生命体是偶然事件（accidental accompaniments）。而另一些人也许承认这些生命体可能具有发酵作用，但他们不相信这些生命体来自它们的母系；而认为是通过"自然发生"（spontaneous generation），由无机世界合成而来。

长期以来，巴斯德的研究让李斯特对"微小生命体理论"产生了浓厚的兴趣，正是在这个理论的基础上，李斯特建立了外科伤口的消毒处理方法。根据这一指导原则不断进行治疗的结果使李斯特越来越相信它所依据的理论是正确的。他曾表示："如果我能把我在外科手术中所得到的关于消毒系统的结论综合起来，我就能提出一大堆支持细菌学说的证据，这些证据就像在实验室里所做的实验一样好，一样有说服力。"李斯特的外科实践结果已让他完全相信发酵变化的"微小生命体理论"的正确性，之后伯登·桑德森（Burdon Sanderson）发表的一篇著名的论文，再次将其注意力转移到"微小生命体理论"上。

Sanderson论文中的研究实验如下：① 先将玻璃杯加热至100℃以上一段时间，以保证黏附在杯子上的生物体被消灭，然后将其冷却下来；② 小心地将经过100℃加热的"巴斯德培养基"倒入玻璃杯中；③ 将其直接暴露于空气中。实验结果发现，霉菌很快地长起来了，而没有细菌的生长。但是，当装有灭菌过的"巴斯德培养基"的玻璃杯中滴入一滴自来水，几天后，原本清澈的培养液变得浑浊了，且生长了大量的细菌。

另外一个值得注意的事实，就是Sanderson在论文中提到的一种情况：这些通常被认为易于存活而难以杀灭的细菌，他只需用不超过孵小鸡的温度进行简单的干燥，就能够彻底地把它去除。Sanderson结合自己的实验结果提出：培养液暴露在空气中时，只有霉菌生长而没有细菌生长。这就不难理解，如果干燥能够不让细菌生长，则可以认为在空气中没有细菌存在，因此，在"巴斯德培养基"中也就不会有菌生长了。Sanderson得出结论：细菌是腐败的唯一原因；真菌只会引起发霉，或使有机物的变化相对较小。

但李斯特对Sanderson提出的空气中不存在细菌的结论，深表怀疑，因为如果真是这样的话，那他提出和使用的在外科手术中进行空气消毒几乎是徒劳的。李斯特是根据他多年外科手术中所目睹的情况，所以他认为这个结论不可能是准确的。为此，他决定用一个非常简单的实验来检验这个问题。

李斯特使用的液体是尿液，巴斯特等人经常将其作为实验的对象。他用酒精灯处理了6个酒杯及一块足够大玻璃板，能够覆盖所有酒杯，加热到远远超过沸水的温度，冷却。然后，他采用石炭酸溶液对志愿者尿道皮肤进行消毒，获得无须煮沸而无菌的尿液，导入这6个酒杯中。在盖好玻璃杯之前，有两个玻璃杯分别从水龙头中取出了一些水加入，第三个杯子中加入较少量的水；其余的都没有加水，但是其中一个暴露在空气中24小时，而另外两个则立刻放在玻璃板的盖子下。经过48小时后，完全按照Sanderson教授的表述，加了较多水的两个酒杯中的溶液由于大量而活跃的细菌生长而变得混浊；加了少量水的酒杯中也受到了类似的影响，尽管程度较小，而其他三杯却没有变化。但是再经过了12小时之后，暴露在空气中的玻璃杯虽未加任何水，却在沉积的黏液中出现了不透明的斑点，并用显微镜检查了一部分杯中沉积的黏液时，他在第一个显微镜视区中发现了几种活细菌；但是起初只用玻璃板覆盖的另外两个酒杯则一直很澄清[39]。

这个实验虽然粗鲁，但它清楚地表明，尿液暴露在空气中可能会导致细菌的滋生。而且，那两个杯子既没有经过水处理，也没有故意暴露在空气中，它们的变化相对缓慢。这使李斯特推测到，如果实验进行得更严格些，很可能这两个杯子中液体就不会有任何变化；换句话说，这种获取未污染细菌的尿液的方法是可靠的。如果是这样，这一事实不仅有价值（因为它提供了就空气中是否有细菌这一问题进行实验验证的现成手段），而且其本身也非常有趣，即健康人的尿液是无菌的，这有力地证实了健康人组织（如膀胱）可以阻止这些小生命体的发育。

由此，李斯特开始了一年多时间的全面系统研究：设计了各种不同的灭菌和培养方法，采集了多种不同来源的样本，绘制了在显微镜下观察到的各种生物（见图3-23）。在将未加热处理的尿液暴露于空气40分钟后，除了三种丝状真菌（根据其生长密度和速度判断）外，没有细菌，也没有环菌或其他生命体；之后真菌越长越大，以至李斯特将其在消毒处理的条件下转移到更大的酒杯中；真菌继续生长，其中一株比其他长得更快，从而重叠在其他真菌上，使另两株窒息，然后继续单独生长，直到实验开始10周后，杯中几乎充满了细腻的白色丝状团块，上面带有明亮不变的琥珀色液体，外观非常漂亮。最后一周左右，他发现整个尿液都变浑浊了，与此同时，以前一直在稳步向上生长的真菌，突然缩小到原来体积的1/3左右；且液体有一种强烈的气味，含有大量的微小颗粒，它们不规则地排列在一起，与细菌中普遍存在的颗粒不同。图3-23是李斯特观察到的细菌，两种以上的细菌连接在一起，它们通常排列成一个线性序列，构成所谓的"纤丝体"（leptothrix filaments）。一次偶然的机会，李斯特证明这些小颗粒正是生命体。李斯特用两倍体积的已煮沸并冷却处理后的蒸馏水对生长在未煮沸尿液的小颗粒进行稀释，再用显微镜进行观察及素描其形态时，却发现小颗粒在其眼底下生长，从3个变成4个变成8个（见图3-23）。这样观察到的"分裂产生"清楚地证明了这些小物体确实是生命体。

为何选择牛奶变酸的实验来验证自己的"感染病发酵观点"

李斯特除了在继续研究他的消毒方法外，把主要精力集中在研究细菌（巴斯德称之为Germ）是如何让人体感染的，是否与发酵变化相关。为了阐明各种重要疾病的本质可能具有某一种发酵的性质（如特殊的发热或者是肾毒症），其每一步实验的真实性必须得到充分的保证。李斯特在其发表的论文中写道："这对于我来说，似乎是必须要有基于已有的正确知识的清晰思想，并用最简单的发酵方法——之所以要简单，是因为能保证在我们实验室进行实验。"这里可以明确地看出,当时对巴斯德"微小生命体理论"的质疑非常多,而他确信,巴斯德提出的理论是一种正确的知识,并可以结合当时科赫提出的一些理论和方法,以此来验证自己提出的想法。

李斯特的目标是要设计一种通常存在于牛奶中的纯乳酸菌培养物,因为他设想这是唯一引起乳酸发酵的原因。为了证明这个事实,他设计了一种获得纯乳酸菌的方法,即液体稀释法。尽管这种用液体纯种培养方法,与后来由科赫等发展起来的固体纯种培养方法相比非常复杂,但其意义重大,因为由此得出的实验结论——患者的感染,是由特定的、微观的、活的有机体在患者机体内(宿主)生长的结果,为解答学界长期质疑"自然发生说"起到了重要的作用,为奠定"细菌致病理论"做出了重要的贡献。

李斯特之所以要选择做牛奶变酸的实验来证明自己的想法:① 生活中的常识告诉我们,牛奶变质时会出现凝固和变酸的现象,因而非常容易鉴别;② 如果我们的装置或实验有问题的话,则牛奶不会凝固,也不会变酸,这就说明发酵不正常了。

他想通过这样的实验来证明:一个比酵母细胞小的微小生命体可以引起发酵使牛奶凝固变酸(尽管这种微小生命是让牛奶变质,但在本质上,与让人患病是一样的),他同时想证明,或许存在有其他比引起牛奶变酸更小的生命体,能够引起患者感染,但又难以在患病的人身上看到。这可以说是历史上第一次采用模式生物(使牛奶变酸的乳酸杆菌)进行研究的案例。所以说,他在1878年发表的题目为"论乳酸发酵及其病理学意义"[47]的论文,从对早期的"细菌致病理论"的建立,到现代细菌学的发展都具有极其重要的意义,他的4个第一占据了不可动摇的地位[54]。

第一次建立了液体稀释纯种培养法。

第一次分离得到了乳酸杆菌。

第一次采用模式生物进行研究。

第一次阐明了感染疾病是由某种特定的微小生命体在机体内的发酵所致。

具体实验如下:他培养了乳酸杆菌,并在显微镜下确定这些细胞比另一种形态不同的生命体的细胞数量更多。他把样品稀释到一定的程度,以保证得到只含乳酸杆菌的菌液[55]。他准备了16杯已经预热到210°F的牛奶,从而消除了所有存在的细菌。他向1～10编号容器(见图3-24)中加入含有一倍体积的稀释菌液;在11～15编号容器中,他加入了两倍体积的稀释菌液;在

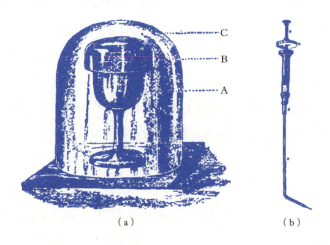

图3-24 用于乳酸发酵实验的无菌培养装置
(a)一个保持无菌的培养装置;(b)用于转移细菌的接种针

最后一个容器是16编号，加入四倍体积的稀释菌液。结果发现，第16号容器里的牛奶在3天半内凝结，第11～15号容器里的牛奶也是一样；但在3天半的时候，1～10号容器中的牛奶仍然是液态的；可在接下来的一天里，其中5个容器中的牛奶在不同的时间凝结；另5个容器在4个月后仍然保持永久液体状态，并且不含任何细菌。因此，只要至少有一个细菌被引入到牛奶样品中，乳酸发酵就会发生。图3-25为李斯特在酸奶实验过程中观察记录的乳酸杆菌的生长情况。

在重新评估李斯特对感染病理论的贡献时，人们承认他提出了疾病的细菌学说，但没有提出关于引起特定疾病的特定生物的理论。这是基于1873年李斯特的论文，即细菌可能源自真菌。如果是这种情况，他认为微生物没有固定的身份，那么微生物和疾病之间就不会存在一对一的因果关系。尽管如此，1877年的乳酸发酵论文还是提供了另一种观点，即证明一种特定的生物引起了一种特定的现象。李斯特提供的证据是明确的，他指出在奶牛牛棚外的空气中没有产生乳酸的细菌，尽管空气中的微生物可以在牛奶中生长，但空气中没有微生物有如此的可塑性以至于可以转化成乳酸杆菌；我们把牛奶暴露于空气，不会看到牛奶的凝固和变酸，也不会在显微镜下观察到乳酸杆菌；而是发现了最常见的丝状真菌包括青霉属、曲霉属和另外两种类型的毛霉菌。

对于李斯特而言，传染病和发酵的原因是由生命体物质引起的，特定的生命体物质在体内或液体中找到了其特定的生态位，就会在其生长过程中进行导致发酵或疾病的化学过程。李斯特的这些研究为"细菌致病理论"的建立做出了重要的贡献。

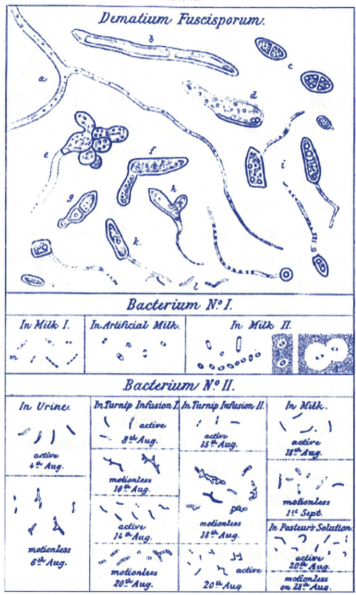

图 3-25 李斯特在酸奶实验过程中观察记录的乳酸杆菌的生长情况

"他像上帝"——李斯特

李斯特的贡献是巨大的。他开创了现代（安全）手术的先河，并且是医学微生物学的创始人之一。他的一生过着充实的生活，在同事和学生中享有良好的信誉，是诗歌中不朽的少数外科医生之一[56]。但是，他总觉得自己对巴斯德存在亏欠。1881年，他安排科赫在其伦敦实验室的固体培养基上演示纯培养中细菌的生长，并邀请巴斯德出席。巴斯德握住科赫的手，并说："取得了巨大的进步，先生。"李斯特随后派他的实验伙伴奇恩（Cheyne）与科赫合作，奇恩后来写了一本关于无菌外科手术（antiseptic surgery）的权威著作[57]。在巴黎大学举行巴斯德70岁生日庆祝活动时，李斯特代表伦敦和爱丁堡皇家学会向巴斯德表达了良好的祝愿。演讲结束时，巴斯德站起来拥抱了李斯特。图3-26是M. Rixens的著名画作中记录了这永恒的一刻[42]。

除了李斯特为人真诚值得我们赞扬，他对于研究的执着以及对外科的奉献，更是他的伟大之处。当他第一次提出石炭酸消毒对外科手术重要时，人们对他说了些难听的话，但这些都是创新者不可避免的经历。当面对患者外科手术后带来的痛苦时，他从未放弃对术后感染的研究，且为之奉献一生。当他发现自己的家乡（英国伦敦）对外科手术消毒不重视及抵抗时，他义无反顾地离开爱丁堡回到伦敦。有人评价他是一个深沉、丰富、纯洁和富于同情心的人物，作为一个人道主义、理想主义者的原型，没有人能超越他[46]。也难怪谢特尔小姐，作为最后一批认识李斯特本人的幸存者之一，当被问到李斯特是什么样的人时，她回答说："他像上帝。"

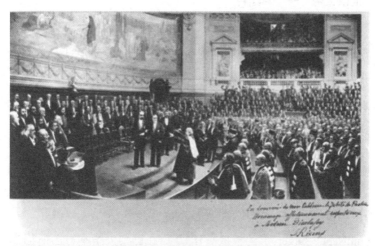

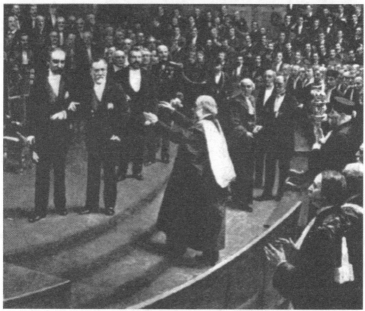

图3-26 巴斯德70诞辰上李斯特代表伦敦和爱丁堡皇家学会发言结束后，巴斯德主动上前与其拥抱

图3-27为1907年李斯特前往伦敦自由之路的公众亮相,以及参加他殡葬仪式的场景[50]。

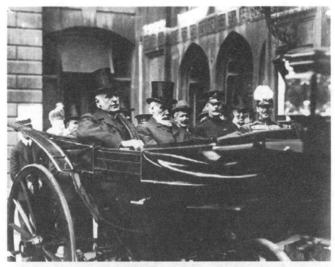

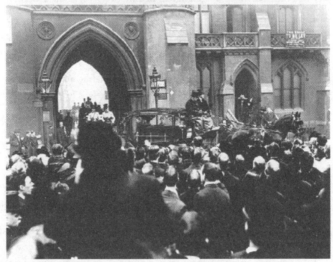

图3-27　上:1907年李斯特前往伦敦自由之路的公众亮相;下:参加他殡葬仪式的场景

参考文献

[1] Allegranzi B, Bagheri Nejad S, Combescure C, et al. Burden of endemic health-careassociated infection in developing countries: systematic review and meta-analysis [J]. Lancet, 2011, 377(9761): 228-241.

[2] Eggimann P, Pittet D. Infection control in the ICU [J]. Chest, 2001, 120(6): 2059-2093.

[3] Vermeil T, Peters A, Kilpatrick C, et al. Hand hygiene in hospitals: anatomy of a revolution [J]. J Hosp Infect, 2019, 101(4): 383-392.

[4] Holmes A H, Moore L S, Sundsfjord A, et al. Understanding the mechanisms and drivers of antimicrobial resistance [J]. Lancet, 2016, 387(10014): 176-187.

[5] Jean-Marc Cavaillon, Fabrice Chrétien. From septicemia to sepsis 3.0—from Ignaz Semmelweis to Louis Pasteur [J]. Genes Immun, 2019, 20: 371-382.

[6] Leonard Colebrook. The Story of Puerperal Fever—1800 to 1950 [J]. Br Med J, 1956, 1(4961): 247-252.

[7] Gordon A. A treatise on the epidemic puerperal fever of Aberdeen [M]. London: Robinson Press, 1795.

[8] Gould I M. Alexander Gordon, puerperal sepsis, and modern theories of infection control—Semmelweis in perspective [J]. Lancet Infect Dis, 2010, 10(4): 275-278.

[9] Charles J. Cullingworth. Oliver Wendell Holmes and the Contagiousness of Puerperal Fever [J]. The Journal of Obstetrics and Gynecology of the British Empire, 1905, 8(6): 370-392.

[10] Oven H. Wangensteen. Nineteenth century wound management of the parturient uterus and compound fracture: the Semmelweis-Lister priority controversy [J]. Bull New York Acad Med, 1970, 46(8): 566-596.

[11] Garrison F H. An Introduction to the History of Medicine [M]. 4th ed. Philadelphia, Saunders, 1929, 579.

[12] Kehrer E. Aniatomie unid Physiologie der Schw (aiqerschaft ini Biologie und Pathologie des Weibes. Hatndb. Frauenheilkunide unid der Geburtshilfe [J]. Urban Schwarzenburg, 1952, 7: 354−355.

[13] Kirkland T A. Treatise on Child-bed Fevers [M]. London: Baldwin & Dawson, 1774.

[14] Sinclair W J. Semmelweis: his life and his doctrine [M]. Manchester UK: Manchester University Press, 1909.

[15] Carter K C. Ignaz Semmelweis, Carl Mayrhofer and the rise of germ theory [J]. Med Hist, 1985, 29(1): 33−53.

[16] Carter K C. The rise of causal concepts of disease [M]. Burlington, VT: Ashgate Publishing Co, 2003.

[17] Kadar N. Ignaz Semmelweis: "The Savior of Mothers" On the 200th Anniversary of the Birth [J]. Am J Obstet Gynecol, 2018, 219(6): 519−522.

[18] Routh C H F. On the causes of the endemic Puerperal fever of Vienna [J]. J Roy Soc Med, 1849, MCT−32(1): 27−40.

[19] Carson E A, Toodayan N. Ignaz Philipp Semmelweis (1818−1865): herald of hygienic medicine [J]. Med J Australia, 2018, 209(11): 480−482.

[20] Morgan J, Roberts S. Maternal sepsis [J]. Obstet Gynecol Clin North Am, 2013, 40(1): 69−87.

[21] Cwikel J. Lessons from Semmelweis: a social epidemiologic update on safe motherhood [J]. Soc Med, 2007, 3(1): 19−35.

[22] Semmelweis I P. Etiology, concept and prophylaxis of childbed fever [M]. Madison: University of Wisconsin Press, 1983.

[23] Nuland S B. The Doctors' Plague: Germs, childbed fever, and the strange story of Ignac Semmelweis [M]. New York:

W.W. Norton & Co. Press, 2004.

[24] DeLacy M. Puerperal fever in eighteenth-century Britain [J]. Bull Hist Med, 1989, 63(4): 521-556.

[25] Rotter M L. Semmelweis' sesquicentennial: a little noted anniversary of handwashing [J]. Curr Opin Infect Dis, 1998, 11(4): 457-460.

[26] World Health Organization (WHO). WHO Guidelines on hand hygiene in health care [EB/OL]. (2009) [2020-03-07] http://www.who.int/gpsc/5may/tools/9789241597906/en/.

[27] Kadar N. Rediscovering Ignaz Philipp Semmelweis (1818-1865) [J]. Am J Obstet Gynecol, 2018, 220(1): 26-39.

[28] Manor J, Blum N, Lurie Y. "No Good Deed Goes Unpunished" : Ignaz Semmelweis and the Story of Puerperal Fever [J]. Infect Cont Hosp Ep, 2016, 37(8): 881-887.

[29] Dunn P M. Ignac Semmelweis (1818-1865) of Budapest and the prevention of puerperal fever [J]. Arch Dis Child Fetal Neonatal Ed, 2005, 90(4): 345-348.

[30] Gortvay G Y, Zoltán I. Semmelweis. His life and work [M]. Budapest: Hungarian Academic Press, 1968.

[31] Cavaillon J M, Chrétien F. From septicemia to sepsis 3.0—from Ignaz Semmelweis to Louis Pasteur [J]. Microbes Infect, 2019, 21: 213-221.

[32] Papp Z A. Transformative icon for modern perinatology: a salute on the 200th birthday of Ignac Semmelweis [J]. J Perinat Med, 2018, 46(5): 451-454.

[33] Balázs P. Semmelweis with a wider historic outlook [J]. Orv Hetil, 2017, 158(14): 550-555.

[34] Rappaport M. 1848: year of revolution [M]. New York: Basic Books, 2009.

[35] K. Codell Carter, Barbara R. Carter. Childbed Fever: A Scientific Biography of Ignaz Semmelweis [M]. New Brunswick, NJ: Transaction Publishers, 2005.

[36] Wangensteen O H. Lister, his books, and evolvement of his antiseptic wound practices [J]. Bull Hist Med, 1974, 48(1): 100-128.

[37] Wangensteen O H. Nineteenth century wound management of the parturient uterus and compound fracture: the Semmelweis-Lister priority controversy [J]. Bulletin of the New York academy of medicine, 1970, 46(8): 565.

[38] Lister J. XVI.—A contribution to the germ theory of putrefaction and other fermentative changes, and to the natural history of torula and bacteria [J]. Trans Royal Soc Edinb, 1875, 27(3): 313-344.

[39] Godlee, John R. Lord Lister [J]. Am J Nurs, 19(5): 405.

[40] Brand R A. Biographical Sketch: Baron Joseph Lister, FRCS, 1827–1912 [J]. Clin Orthop Relat Res, 2010, 468(8): 2009-2011.

[41] Kuo-Tai Louis Fu. Great Names in the History of Orthopaedics XIV: Joseph Lister (1827–1912) Part 2 [J]. Journal of Orthopaedics, 15(1): 29-36.

[42] Bonnin J G, Lefanu W R. Joseph Lister 1827–1912. A bibliographical biography [J]. J Bone Joint Surg Br Vol, 1967, 49(1): 4-23.

[43] Lister and Osler: Comparisons, Contrasts, and Connections [J]. Journal of the American College of Surgeons, 197(5), 838-845.

[44] Lister J. Case of Ligature of the Brachial Artery, Illustrating the Persistent Vitality of [J]. Edinb Med J, 1858, 4(2): 119-120.

[45] Lister J. On a case of spontaneous gangrene from arteritis, and on the causes of coagulation of the blood in diseases of the blood-vessels [J]. Edinb Med J, 1858, 3(10): 893-907.

[46] Newsom S W. Pioneers in infection control-Joseph Lister [J]. J Hosp Infect, 2003, 55(4): 246-253.

[47] Lister J. On the antiseptic principle in the practice of surgery [J]. Br Med J, 1867, 2(351): 246-248.

[48] Gerald G. Osborn. Joseph Lister and the origins of antisepsis [J]. J Med Human Bioeth, 1986, 7(2): 91-105.

[49] Lister J. On a new method of treating compound fracture, abscess, etc.: With observations on the conditions of suppuration [J]. Lancet, 1867, 89(2272): 326-329.

[50] Kuo-Tai Louis Fu. Great Names in the History of Orthopaedics XIV: Joseph Lister (1827-1912) Part 2 [J]. J Orthop Traum Rehab, 2011, 15(1): 29-36.

[51] Lyell A. Alexander Ogston, micrococci, and Joseph Lister [J]. J Am Acad Dermatol, 1989, 20(2): 302-310.

[52] Ogston A. Report upon micro-organisms in surgical diseases [J]. Br Med J, 1881, 1(1054): 369-375.

[53] Ogston A. Micrococcus poisoning [J]. J Anat Physiol, 1882, 16: 526-567.

[54] Santer M. Joseph Lister: First Use of a Bacterium as a "Model Organism" to Illustrate the Cause of Infectious Disease of Humans [J]. Notes & Records of the Royal Society, 2010, 64(1): 59-65.

[55] J. Lister. On the lactic fermentation and its bearing on pathology [J]. Trans Pathol Soc London, 1873, 29: 380-408.

[56] Baron J H. Professor Lord Lister, William Ernest Henley, and Oscar Wilde [J]. Br Med J, 1988, 297(6664): 1651-1653.

[57] W. Watson Cheyne. Antiseptic surgery: its history, principles, methods and results. [M]. London: Smith Elder and Co, 1881.

第四章 传染病是如何得到控制的

———

19世纪末20世纪初创造"魔弹"的科学家群像

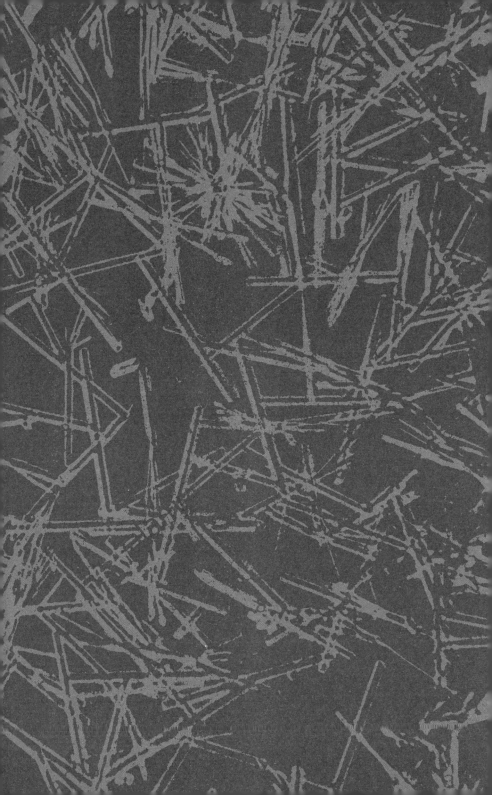

在近150年左右的人类发展的文明史中，人类通过对传染病的认识而逐步完善公共卫生系统，特别是通过疫苗和抗菌药物的使用，使人类的平均寿命延长了20年以上。我们可以从历史发展的长河中不难看到：自19世纪末至20世纪初所诞生的，与人类防治传染病密切相关的多个"第一"，无不都是那些对科学充满着"好奇"，对人类的生命健康充满着"爱心"，又具备着"科学家脑袋"的伟人奇才们所创造。而这些从无到有的"第一"，又无不都是一颗蕴含着极强生命力的"种子"，它们随着生命科学和生物技术的快速发展，随着众多科学家们的共同努力，都已经成长为"参天大树"（多样性药物的产品树）。在如此"参天大树"的呵护下，人类才有了今天。

我们也不难看到：一方面，有些"第一"已经被淘汰，有些则逐渐地退出了历史舞台，但它们永远是"第一"；另一方面，面对"道高一尺、魔高一丈"的新出现的细菌和病毒等"传染源",我们的科学与技术有时还是显得那么的"无能为力",我们需要创造更多的"第一"。

以下给读者展示的这些冠以"第一"的说法也许会有不同的观点,但至少作者是在大量文献的基础上归纳总结得出的结果,相信大多数学者或读者会是认同的。

第一剂"白喉抗毒素"的发现和应用

白喉是一种由白喉棒状杆菌引起的急性呼吸道传染病,主要影响5岁以下的儿童。历史上白喉一直是最恐怖的儿童期疾病之一。白喉从18世纪才开始大规模爆发,19世纪末随着工业革命和城市人口的增加,出现了严重的反复爆发,夺去了数万儿童的生命。19世纪80年代在欧洲和美国发生的白喉大流行期间,部分地方的病死率高达50%。

在第一次世界大战期间,欧洲的病死率下降到了15%,主要原因是普遍使用了抗毒素治疗白喉。在第二次世界大战期间白喉肆虐欧洲,1943年有100万人患病,5万例死亡。据估计在20世纪80年代大量使用白喉抗毒素以前,在发展中国家每年约有100万病例,5万~6万例死亡。即使在近几年,在地方性流行区,白喉的报告病死率仍超过10%。白喉棒状杆菌通过呼吸道传播,定植在人的上呼吸道,在咽部产生一种白色的膜性渗出。这种假膜脱落常导致儿童气管急性堵塞而死亡,白喉还会引起心肌脂肪变性及外周神经损伤。图4-1为白喉患者的照片。

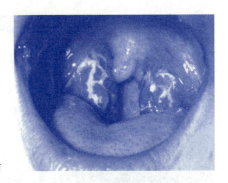

图 4-1 白喉患者的照片

白喉棒状杆菌是如何被发现的

很难明确白喉最早是由谁发现的。但是，皮埃尔·布雷托诺（Pierre Bretonneau，1778—1862，见图4-2（a）），一名法国大革命时期培养的医生，他在1818年开始学习治疗白喉的时候，也正是这种疾病开始流行的时候。1821年他给它起了现在的名字：白喉"diphthera"，这个词来源于希腊，其寓意是"毛皮或皮革"，因为患者的特征是在喉咙黏膜上形成一层膜。他在1825年对白喉患者进行了第一次成功的气管切开术，寻找致病的原因，并于1826年出版了以"白喉"为书名的专著（见图4-2（b））。但是，由于在他专著中对白喉致病的描述有些"混乱"，并没有真正说服他的同事。可渐渐地，他的想法深入人心。

直到60年后的19世纪的中、下叶，以法国科学家巴斯德带领的团队，与以德国科学家科赫带领的团队为核心的科学家团队，在细菌和病毒感染领域的研究取得迅速发展。爱德温·克勒布斯（Edwin Klebs，1834—1913，见图4-3）于1883年，及弗里德里希·洛夫勒（Friedrich Loffler，1852—1915）于1884年的研究报道后才被广泛接受，白喉一词也一直沿用至今。布雷托诺

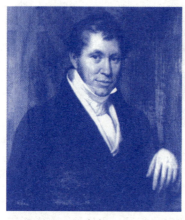
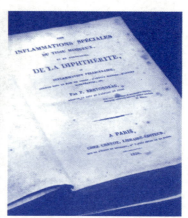

(a)

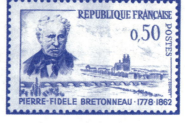

(b)

图4-2 皮埃尔·布雷托诺(1778.4—1862)、专著及纪念邮票[1, 2]
(a)皮埃尔·布雷托诺(1778.4—1862);(b)专著及纪念邮票

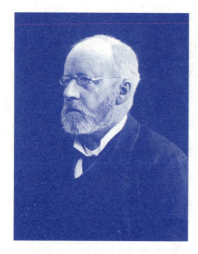

图4-3 爱德温·克勒布斯(1834—1913)

也是第一个提出"伤寒热"是由一种"特殊的实体"（a specific entity）造成的，并用"dothienenteritis"一词来表述，但后来用了一个比较简单的词"typhoid"。这从某种角度上讲，他比巴斯德提出"细菌致病理论"早了20年。1887年，洛夫勒报道了一种不致病的白喉棒状杆菌，他推测这是因为这类细菌不分泌毒素的关系。

1888年，巴斯德实验室的埃米尔·鲁克斯（Emile Roux，1853—1933，见图4-4）[3]和亚历山大·耶尔辛（Alexandre Yersin，1863—1943，见图4-5）[4]受洛夫勒的启发，他们将含白喉棒状杆菌的培养物通过一个过滤器，将细菌过滤掉，再将滤出物接种到动物体内，结果发现了除咽喉分泌物外的其他所有白喉相关症状。直到这时才成功分离到白喉毒素，罗克斯证实是白

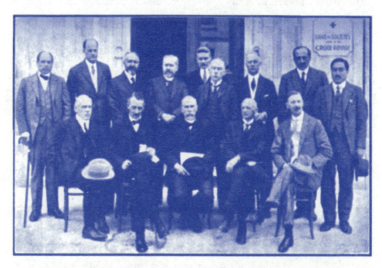

图4-4　1933年法国报纸 *L'Illustration* 刊登的摄于罗克斯70岁的时候，前排正中即鲁克斯

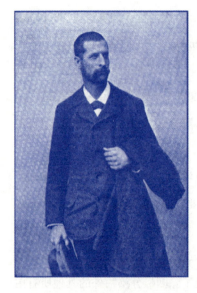

图4-5 亚历山大·耶尔辛(1863—1943)

喉毒素导致了患者死亡。白喉棒状杆菌从呼吸道侵入后,首先在鼻咽部黏膜表面生长繁殖,同时释放毒素,引起黏膜上皮细胞坏死和血管扩张,周围的组织细胞产生炎症。血管里渗出的纤维蛋白将已经发炎的细胞、坏死的组织以及细菌聚集在一起,逐渐形成白喉特征性的灰白色假膜,造成患者呼吸困难甚至窒息。巴斯德以在1885年发明狂犬病疫苗而著称,但他的实验室无法通过相同的方法得到使动物免于白喉毒素袭击的办法。这个问题的解决还是要回到科赫的实验室。

白喉抗毒素是如何诞生的——埃米尔·贝林——开创免疫预防和治疗新时代

埃米尔·贝林(Emil Adolf von Behring,1854—1917,见图4-6(a)),1874年他进入柏林的威廉皇帝军医学院,1878年他

获得博士学位。1889年他凭借杰出的工作能力,受科赫邀请进入柏林国立卫生研究所工作,成为著名细菌学家科赫的助手,后又随科赫转到柏林传染病研究所工作,开始进行白喉、破伤风、炭疽等传染病的预防治疗研究。在炭疽杆菌的实验中,贝林发现,实验中有一些曾感染过并被治愈的小鼠不会被炭疽杆菌再次感染。他早年时曾经观察到碘仿无法杀死微生物,但是能中和微生物释放的毒素,这给了他灵感,他猜测或许小鼠体内因为初次感染产生了一些物质,而这些物质能帮助它们抵抗感染。循着这个思路,贝林和同事们用白喉和破伤风的减弱型菌株注射大鼠、豚鼠和兔子,这些动物产生的血清被注射到先前感染了完全致命细菌的健康动物体内,发现血清同样可以对这些疾病取得疗效。贝林将血清中抵御感染的物质命名为"抗毒素",这就是我们现在所知的"抗体"[5]。经过坚持不懈的努力,1890年,他和他的大学朋友埃里希·韦尼克(Erich Wernicke)一起研制出了第一种有效的白喉抗毒素血清,同时,他还与北里柴三郎(Shibasaburo Kitasato,1852—1931,见图4-6(b))共同研制了一种有效的破伤风治疗血清[6]。

1891年,贝林用免疫后的羊血清成功治愈了一例柏林的白喉患儿,为人类征服白喉迈出了重要的一步。随后白喉抗毒素血清的大规模制备是通过马来实现的,这也是在历史上有记载的(图4-7为历史上用刻画记载的马血清制备过程)[7]。在此之前,德国每年有超过5万名儿童死于白喉。因而,抗白喉血清被喻为"扼杀白喉的天使"(strangling angel)。在白喉血清发明的最初几年里,由于抗毒素浓度不够高,这种疗法没有取得突破,直到上文提到过的细菌学家保罗·埃尔利希（Paul Ehrlich，1854—1915，见图4-6（c））开发了浓缩技术，并制订了精确的定量和标准化方案，才使得抗毒素的质量有了保障。

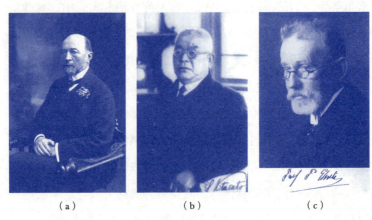

图4-6 埃米尔·贝林等3人肖像
（a）埃米尔·贝林；(b) 北里柴三郎；(c) 保罗·埃尔利希

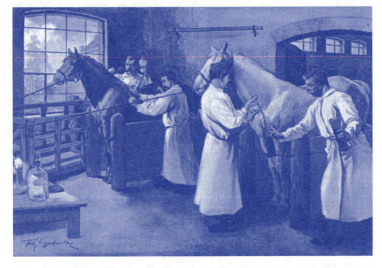

图4-7 历史上用刻画记载的马血清制备过程

1892年，贝林与法兰克福的化学制药公司Hoechst开始合作。从1894年起，Hoechst开始生产和销售白喉治疗血清。但贝林研制的治疗血清对白喉的预防作用很短。1901年，贝林第一次使用了减毒的白喉棒状杆菌进行主动免疫，他希望能够刺激身体自身产生抗毒素。作为免疫应答体液理论的支持者，贝林相信血清中发现的这些抗毒素具有长期的保护作用。现在我们已经很清楚，主动接种疫苗能刺激产生抗毒素（抗体）的细胞充分发挥作用。1901年，第一届诺贝尔奖生理学或医学奖颁发给了47岁的贝林，以表彰他对白喉、破伤风等的血清疗法和发明白喉抗毒素的杰出贡献[6]。

1913年，贝林公开了他的白喉保护剂T.A.（Toxin-Antitoxin，毒素-抗毒素），它含有白喉毒素和治疗血清抗毒素的混合物。这种毒素的目的是引起身体轻微的一般反应，但不伤害接种疫苗的人，此外，它的目的是提供长期保护。这种新药在不同的诊所进行了测试，证明是无害和有效的，至此危害人类健康千年之久的白喉，在贝林的努力下终于被攻克了。但是，贝林当时对抗破伤风血清的研究没有成功应用于人的预防。

1895年，埃德蒙·诺卡德（Edmond Isidore Etienne Nocard，1850—1903，见图4-8）报道抗破伤风血清在马身上获得了成功。诺卡德还对动物肺结核与人肺结核的关系感兴趣，他研究了狂犬病、破伤风、炭疽、霍乱和龟头的球部病变。1898年，他发现了鹦鹉热或导致产生鹦鹉热的芽孢杆菌，也被称为诺卡氏病。这是一种由诺卡菌（现在归在放线菌属）引起的疾病，这种菌不但会感染健康的人，而且对于那些因细胞免疫改变而虚弱或

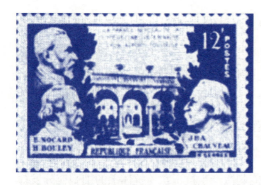

图4-8 埃德蒙·诺卡德（Edmond Isidore Etienne Nocard, 1850—1903）纪念邮票[9]

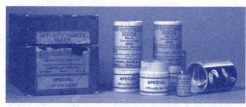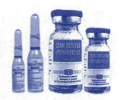

图4-9 早期生产的抗白喉血清（白喉抗毒素）产品

接受细胞毒或类固醇药物治疗的人，有引起中枢神经系统疾病的倾向[8, 9]。

在贝林之前，人们关于免疫学的理论还没有建立起来，对抗细菌性疾病的主要方法是寻找或制造直接杀伤病菌的物质，而贝林发明的"抗毒素"血清，是人类历史上第一个抗体药物，开创了免疫治疗的先河，奠定了免疫学的理论基础[10]。图4-9为早期生产的白喉抗毒素（抗白喉血清）产品。白喉主要发病于儿童，而破伤风当时在军队里的死亡率很高，其病原体是一种在土壤中广泛存在的厌氧菌，受伤的战士容易被感染，侵袭机体的破伤风杆菌产生大量的神经毒素而造成死亡。所以，抗白喉毒素血清和抗破伤风毒素血清的应用，使儿童和伤员的死亡率大幅下降。由此，贝林也被称为"儿童与伤员的救世主"（savior of children and wounded soldiers）[6, 11]。

图4-10比较详细地展示了抗白喉血清从发现到应用的时间进程，及主要人物和事件，包括破伤风疫苗的成功应用。1890年，贝林和北里成功获得了动物对白喉杆菌和破伤风杆菌产生免疫的研究结果；1895—1898年，最初由鲁克斯开发的马源性白喉抗毒素技术获得美国专利；1913年，首次成功使用毒素-抗毒素复合物进行主动免疫来预防白喉。据记载，1891年，德国白喉患者6万人死亡；1894年，在血清疗法出现之前，白喉致死率大于50%；引入血清疗法之后的致死率降低至25%；使用进一步精制的白喉抗毒素后的死亡率降低至5%；2015年，全

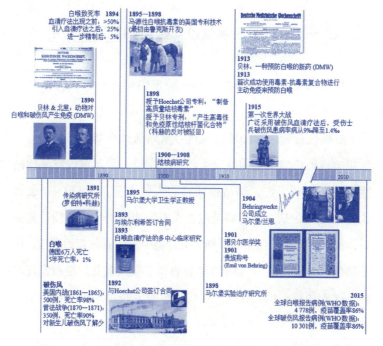

图4-10 抗白喉血清从发现到应用的时间进程，及主要人物和事件[6]

球白喉报告病例（WHO数据）4 778例，疫苗接种覆盖率达86%。与此同时，1915年，第一次世界大战时广泛采用破伤风血清疗法后，受伤士兵破伤风患病率从9‰降至1.4‰。2015年，全球破伤风报告病例（WHO数据）10 301例，疫苗接种覆盖率达86%。而在美国内战期间（1861—1865），有500例战士被破伤风杆菌感染，其死亡率高达98%；在普法战争（1870—1871）时，有350例战士被感染，其死亡率高达90%。当时，已经知道战士被细菌感染是因为战士在战场上受伤的机体易受到土壤中的细菌侵袭，但对新生儿为何患破伤风的原因几乎还不了解。

第一剂征服"白色瘟疫"疫苗的发现和应用

抗结核病疫苗是如何诞生的——阿尔伯特·卡尔梅特和卡米尔·盖林

白喉抗毒素血清和破伤风抗毒素血清的成功，引领了一大批防治传染病的疫苗相继诞生。结核病是一种严重的空气传播性疾病，在19世纪，肺结核死亡的人数占全部人口1/4，也被认为是19世纪病。结核病是危害人类健康历史久远的慢性传染病，科学家们从发掘出的早期人类骨骼中发现有驼背的脊柱，这是结核病的病征之一。2 100年前的马王堆汉墓女尸也被发现左肺上部有结核病的钙化灶。在埃及也曾发现过感染了结核病的木乃伊。

对于结核病的描述可以回溯至公元前460年。在有记载的历史中，特别在工业革命期间，结核病夺去了无数的生命。由于患者脸色苍白，被称为白色瘟疫。

19世纪，结核病在欧洲和北美大肆流行，生活困顿的人群成了结核病的温床，大多数人都曾被这种缓慢而无情的疾病夺去亲人或朋友。许多当年杰出的人物，如雪莱、席勒、勃朗宁、梭罗、肖邦、契诃夫、郁达夫和勃朗特姐妹等都曾罹患结核病。结核病的流行甚至影响了诗人和艺术家的思想。在19世纪的小说和戏剧中不乏这样的描写："面色苍白，身体消瘦，一阵阵撕心裂肺的咳嗽……"在结核病严重流行的20世纪初，全球每年因患结核病死亡的人数超过200万。

1882年科赫鉴定出了结核分枝杆菌是导致结核病的病原体，从而开启了结核病的预防和治疗历史[12, 13]。结核病感染表现为复杂的免疫反应，宿主与病原之间具有独特的相互作用，导致其治疗和控制非常困难。此外，结核病是一种与贫困有关的疾病，往往带来沉重的社会负担。卡介苗（Bacillus Calmette-Guerin，BCG）是目前唯一可用的预防结核病的疫苗，迄今为止已经使用了90多年，接种了40亿人以上，有着惊人的安全记录[14]。

卡介苗的研究和开发历史始于两位法国科学家阿尔伯特·卡尔梅特（Albert Calmette，1863—1933）和卡米尔·盖林（Camille Guerin，1872—1961），如图4-11所示。他们从1905年起就一直致力于研制抗结核疫苗，BCG是Bacillus Calmette-Guerin的缩写，意思是Calmette和Guerin的杆菌。BCG是由一种减毒的牛型结核杆菌的变种所制成的活疫苗，给儿童口服或接种后，对预防结核病有相当好的效果。其实，发明第一剂白喉抗毒

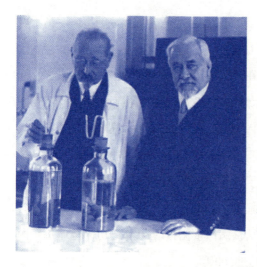

图4-11 阿尔伯特·卡尔梅特(1863—1933)(右)和卡米尔·盖林(1872—1961)(左)

素的贝林对抗结核疫苗的研究曾投入大量的精力,但最终没有获得成功,而此时在法国巴斯德实验室的卡尔梅特和盖林的研究终于成功了。

在1905年至1918年间,卡尔梅特和盖林对结核病感染机制进行了研究。他们先是证明:对动物使用小剂量注射减毒的结核杆菌,可作为牛和不同种猴子的结核病保护性疫苗,后来他们开始培养结核杆菌,并发现连续传代培养削弱了结核杆菌的致病能力。卡尔梅特和盖林选择了一株高致病力的牛结核杆菌,通过每三周传代一次的连续培养来削弱其毒力,这项研究曾在第一次世界大战期间不得不停止,后于1918年恢复。到1921年,结核杆菌已经被传代培养了230次,终于使该菌种接种于动物后不发生结核病,却保留着对结核病产生免疫作用的抗原性[15]。

卡介苗于1921年首次在人类身上使用,当时维尔·黑尔博士(Dr Weil-Hale)在巴黎给一名婴儿口服了6毫克卡介苗,孩子的父亲死于肺结核病，其母亲也患有肺结核，分娩后即去世。孩子由同样患结核病的家人抚养长大，由于小孩接种卡介苗而健康成长，所以卡介苗大获成功。1921年到1927年，共有969个孩子接种了卡介苗，根据卡尔梅特博士的统计，接种儿童比不接种儿童死于结核病的概率大大降低[16]。但关于卡介苗的安全性当时还没有足够的数据，即使发明它的卡尔梅特博士也担忧在一个生物体内存活了一段时间的卡介苗弱毒杆菌是否会再次恢复强的毒力。

1929年发生了吕贝克事件，更加重了人们对疫苗安全性的质疑。当时，德国西北部城市吕贝克的市立医院将从巴黎引进的卡介苗菌种进行培养制造疫苗，由于当地操作人员的疏忽，误把一种毒性很强的人型结核菌混入菌苗之中，接种到了252名新生儿身上，结果导致其中72名婴儿患上结核病并死亡。虽然随后的调查弄清楚了事情的原委，但由于人们对该事件的恐惧，在接下来的几年里卡介苗的接种率急剧下降，直到第二次世界大战期间肺结核复发，卡介苗再次被大规模使用，公众对其安全性的信心才得到恢复。

抗结核病防治的艰巨性

据统计，2016年新增结核菌感染病例高达1 400万人，其中死亡人数达130万，超过全球HIV/获得性免疫缺陷综合征（AIDS）的死亡人数；在HIV/获得性免疫缺陷综合征死亡人数中，有37.4万人死于肺结核[17]。为此，世界卫生组织于2017年，将多药耐药的结核分枝杆菌列为需要最优先进行研究和药物开发的行列中。

在卡介苗之后发明的链霉素、异烟肼、利福平等药物，可以杀死结核杆菌，人们以为可以"高枕无忧"了。其实不然，结核病的防治似乎比其他传染性疾病的防治更为艰难。其主要原因有以下两个：① 尽管卡介苗从20世纪20年代末开始在全世界推广，但直到目前为止，关于结核病的预防一直存在许多争议，其中之一就是关于卡介苗的效力或有效性。在各种临床试验中，卡介苗的有效性从80%保护到没有保护作用，相差悬殊，而造成这些差异的原因仍然不清楚，因此卡介苗及结核病预防的历史都还远没有结束[18]。② 近年来出现的多药耐药结核分枝杆菌成为全球性的公共卫生问题：一方面，这种细菌可以在被感染的机体内处于长期的"休眠"状态难以被彻底清除[19]；另一方面，这种细菌对抗结核分枝杆菌的药物具有"持留性"耐药，即在药物杀死绝大部分细菌的同时，难以把极少部分的细菌彻底杀死，我们把这部分细菌称作为"持留菌"，从而导致一旦停止用药，则这一部分细菌会"死灰复燃"而使结核病复发；结核分枝杆菌的这种耐药特性，对新药的开发提出了很大的挑战[20]。

第一枚"魔弹"的发现和应用

第一枚"魔弹"是如何发现的——保罗·埃尔利希——开创药物化疗新时代

保罗·埃尔利希（Paul Ehrlich，1854—1915，见图4-12左），当他还是一名医学生时，就一直痴迷于有机化学和染料，并不断研究这些问题，他详细阐述了有关发现"魔术子弹"的理论，这种"魔术子弹"能够特异性破坏肿瘤细胞和微生物。在实践中,他直觉认为这种染料会破坏寄生虫,因此他将亚甲基蓝用于治疗疟疾患者。他创造了被称为"第一枚魔弹"(the first magic bullet)的、真正有效地控制人类梅毒的化合物——砷凡钠明(化合物606或Salvarsan)[21]。图4-12右为埃尔利希最早有关606的实验记录。它的成功应用,标志着人类进入了化学药物治疗的新时代。

19世纪的德国光学工业及染料工业十分发达,有关染料的研究在全世界遥遥领先。一些从事医学和生物学研究的学者纷纷尝试用各种染料对生物组织和细胞进行染色。保罗·埃尔利希70年代在莱比锡大学医学院求学时就对化学染料着迷,研究如何使用不同的染料对不同细胞或病原体进行着色,以便在显微镜下分辨,用于诊断疾病。1878年,埃尔利希获得博士学位之后,受聘于柏林夏里特(Charité)医院,并继续开展染料的研究工作。1882年,科赫宣布发现结核杆菌,但染色总是不太理想,

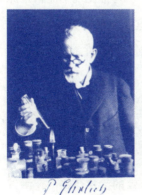
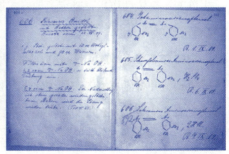

图4-12 保罗·埃尔利希(1854—1915)及其最早有关606的实验记录

埃尔利希立即着手寻找更灵敏且选择性更佳的结核杆菌染色方法，在无数次实验之后，终于开发出了能够在显微镜下清晰观察到结核杆菌的"抗酸"染色法，成为当时结核病诊断的主要方法之一。1887年初，他还用自己开发的新方法对自己的唾液进行染色，发现自己不幸染上了肺结核。在埃及休养两年后，埃尔利希于1889年返回德国，继续从事染料研究。

在开展染色研究的过程中，埃尔利希注意到不同染料对不同细胞、微生物及其内部细胞器的附着具有选择性，从而使被染色对象呈现不同颜色。埃尔利希进一步设想，既然某些染料可以特异性地结合病原体并将其染色，而对人体细胞没有亲和力，那么是否某些染料可以选择性地吸附在病原体上并将其杀死，而不附着人体细胞？在当时，人们对于微生物已经有了一定的认识，且已有许多由微生物及原生动物导致的疾病的病原被确定，若能寻找到能够特异性吸附并杀死病原体的染料，则可以用来治疗相关疾病。顺着这一思路，埃尔利希继续开展染料的研究并将注意力集中在染料的治疗能力上。1890年，埃尔利希发现了能将疟原虫染色的亚甲基蓝对疟疾有一定疗效。这一发现对埃尔利希的科学生涯起了决定性作用，坚定了他寻找能够特异性杀伤病原体的"魔术子弹"的信念。

1899年，埃尔利希担任新成立的法兰克福皇家实验治疗研究所所长，并将研究集中在利用化学药物治疗传染病上。埃尔利希团队首先想要攻克的是"非洲昏睡病"，彼时人们已经明确这一疾病是由锥体虫引起的，但是没有有效的治疗药物。在测试数百种化合物之后，埃尔利希团队在1904年发现了一种红色染料——锥虫红,可杀死老鼠体内的锥体虫,且没有明显的毒性。但锥虫红在人体的试验中效果并不理想,从而被搁置,埃尔利希只好继续寻找新的染料。此前不久,有英国医生发现有机砷化合物阿托西尔(atoxyl)对人体内的锥体虫效果很好,但有致盲的严重副作用。埃尔利希从以往的经验判断,认为阿托西尔能够杀死锥体虫是由于能够特异性地与锥体虫结合,但致盲的副作用则是由于恰好同时能够与人体细胞结合。埃尔利希相信,通过对阿托西尔进行结构修饰,将可能保留其药效的同时降低对人体的毒性。之后埃尔利希团队合成了上千种阿托西尔结构衍生物,并展开了对锥体虫的活性研究,可惜最终没有找到什么有效的化合物。

当时,有学者发现了苍白密螺旋体是导致梅毒的病原体,因此,埃尔利希决定设法从合成出的众多化合物中寻找一种能有效破坏梅毒螺旋体的药物。恰好,埃尔利希过去的同事北里柴三郎将他的学生秦佐八郎(Sahachiro Hata,1873—1938)送来实验室工作,而当时秦佐已开发了使用这种螺旋体感染兔子的方法,于是,埃尔利希让秦佐留在自己的实验室开展与治疗梅毒有关的实验研究。1909年,秦佐发现,在之前合成的阿托西尔衍生物中,编号为606的衍生物——砷凡纳明对感染梅毒的家兔有治疗作用。随后,在黑猩猩和人体中的实验也获得成功。606的发现在世界上引起了轰动,1910年11月,埃尔利希将606命名为洒尔佛散(Salvarsan,化学名:二十二氧基亚砷酸苯)并推向市场,成为第一款能治疗梅毒的有机化合物,人们终于摆脱了使用无机汞化物治疗梅毒的历史。606是历史上第一种抗菌化学药物。是人类首次目的明确地针对致病微生物,且成功通过修饰先导化合物得到有效药物的尝试,因此埃尔利希也得到了"化学疗法之父"的美誉。埃尔利希用Salvarsan成功治疗梅毒,刺激了人们寻找其他化学物质来对抗传染病,引领现代抗感染药物治疗时代的到来。图4-13(a)为1909年埃尔利希与秦佐的合影,(b)图为埃尔利希1914年的办公室,及当时使用的洒尔佛散注射器和使用说明[22]。

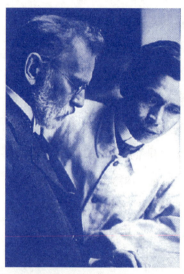

(a)

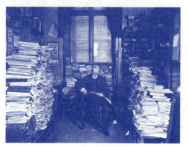

(b)

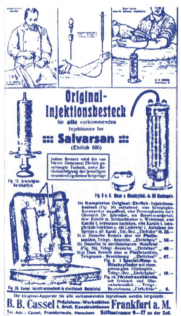

图4-13 埃尔利希与秦佐的合影,以及埃尔利希的办公用品
(a)1909年拍摄的埃尔利希(左)与秦佐(右)的合影;(b)埃尔利希1914年的办公室,及当时使用的洒尔佛散注射器和使用说明

细胞"侧链理论"的提出——保罗·埃尔利希——现代免疫学的奠基人

埃尔利希不仅作为制造"魔弹"的第一人、现代化疗的奠基人[23]，他还被公认为是许多医学领域的先驱者，随着时间的流逝，他在组织学、免疫学、肿瘤学和血液学等学科的建立和发展中所扮演的角色逐渐得到认可。特别是在免疫学方面，他毋庸置疑地占据着3个第一的位置：① 展示了如何获得高滴度的抗血清，将定量方法引入免疫学，并用立体化学的术语定义了抗原-抗体相互作用；② 帮助阐明了免疫溶血的机制，他引入了细胞表面受体的概念，并进行了第一次实验来显示母婴和新生儿之间的免疫关系；③ 他第一个提出了抗体形成的选择性理论，以及与之相关的免疫调节机制。埃尔利希也由于其在免疫学方面的贡献于1908年获诺贝尔生理或医学奖。埃尔利希是一个集完美的实验科学家与富有想象力的理论家于一体的伟大科学家[21]。

图4-14是根据埃尔利希模型展示的免疫学中的"侧链理论"。即埃尔利希认为在同一个免疫淋巴细胞表面有很多侧链，这些侧链能够识别外部侵入的细菌和病毒等产生的抗原（如毒素），与之结合后可诱导该侧链大量合成和分泌，即为特异性抗体，以达到中和毒素的作用。这一理论的提出，为现代免疫学的发展奠定了基础，因而埃尔利希也被誉为现代免疫学的奠基人。

埃尔利希的一生充满着对科学的激情，特别是对现代药学的发展做出了极其重要的贡献。图4-15为埃尔利希一生科研生涯中的主要学术成就。他在100多年前的这些成就，引领着我们现代医学和药学的发展，都是具有里程碑意义的重大发现和发明[25]。

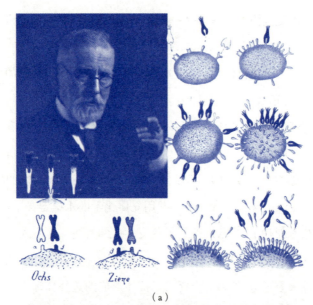

(a)

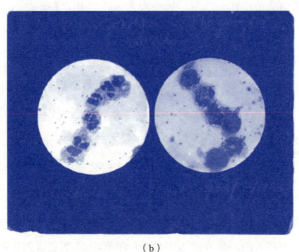

(b)

图 4-14 "侧链理论"示意
(a) 埃尔利希及其根据"侧链理论"绘制的抗体形成和效应功能;(b) 特异性抗体与在粒细胞摄取脑膜炎球菌中的非特异性吞噬细胞之间的协同作用[24]

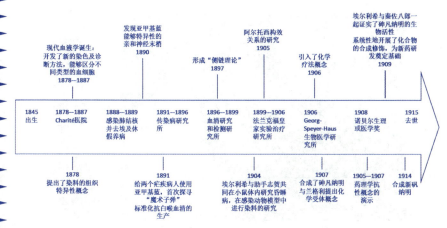

图 4-15　埃尔利希一生科研生涯中的主要学术成就[25]

第一个"抗菌药物"磺胺的发现和应用

黎明前的黑暗是如何被打破的？——格哈德·杜马克

　　20世纪初，致病菌是人类的一大敌人，科学家一直试图寻找各种对病菌有效的物质。1910年，当德国科学家埃尔利希以砷苯化合物为基础，合成了对梅毒有极好疗效的二氨基二氧偶砷苯（砷凡纳明）时，人们以为这下可以战胜细菌了。然而，这个希望落空了，砷凡纳明对细菌没有任何作用。正当人们在细菌性疾病面前束手无策时，又一位德国科学家格哈德·杜马克（Gerhard Domagk，1895—1964，见图4-16）第一个攻破了这个难关。他发明了人类第一个对抗细菌的药物——百浪多息，从此，开创了细菌感染化学治疗的新纪元[26]。

　　1927年是杜马克生活道路上的一个重要转折点。他被任命为拜耳公司（Bayer）研究所病理学和细菌学主任。当时，全球

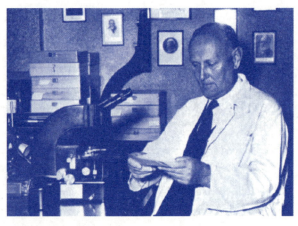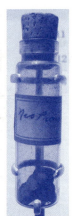

图 4-16　杜马克（1895—1964）及少量的百浪多息样品

医药界掀起了一股合成新的有机药物的高潮。杜马克担任实验室主任后，致力于探索某些染料应用于医学上的可能性。他先后合成了 1 000 多种偶氮类染料，并测试这些染料在试管中对酿脓链球菌的杀菌效果。如果染料在体外具有杀菌作用，他将进一步用小鼠进行试验。将酿脓链球菌注射到小白鼠体内，使小白鼠感染而患上败血症，然后再试验该染料的杀菌活性。然而，盼望中的抗菌新药并没有出现。

1932年圣诞节前夕，经历了无数次失败后，奇迹终于发生了。杜马克把一种在试管中没有抗菌作用的红色染料灌注受细菌感染的小白鼠后，这些小白鼠意外地日渐康复起来。然后，杜马克又研究了其毒性，发现用量超过 500 ml 时小白鼠和兔子才会呕吐，加大剂量也只是呕吐，说明毒性很小。其实，这种救活小白鼠的红色染料，它早在1908年就由 I.G. Farbenindustrie，Fritz Mietsch 和 Joseph Klarer 合成，名为"红色百浪多息"（Prontosil Rubrum，见

图4-16（b））。由于它能快速而紧密地与羊毛蛋白质结合，常被用来染色纺织品和皮革。因为"百浪多息"中含有一些具有消毒作用的成分，所以曾零星地用于丹毒等疾患的治疗。杜马克发现百浪多息的药用价值后，既兴奋又冷静。他没有急于发表论文，而只是以"杀虫剂"申请了专利权，因为他还需要进一步研究。直到1935年的第一次报告，才使他成为世界学术界的"名人"[27]。

"前药"的发现——开创了药物化学研究新领域

所谓"前药"，是指药物经过化学结构修饰后得到的在体外无活性或活性较小、在体内经酶或非酶的转化释放出活性药物而发挥药效的化合物。由于"前药"在体内转化成为"药物"的过程中具有增加药物的生物利用度、加强靶向性、降低药物的毒性和副作用等，因而已经成为药物开发的一个新领域。

"百浪多息"是一种含有多种成分的红色染料。究竟是哪种成分对链球菌具有杀灭作用呢？经过反复试验，杜马克从"百浪多息"中提取出一种白色粉末，即磺胺。于是他用磺胺在狗身上进行试验。杜马克将溶血性链球菌注射到狗身上，原本活蹦乱跳的狗很快就病得大喘粗气，动弹不得。然而当杜马克将磺胺溶液注射到狗体内后，不一会儿，狗又能摇头摆尾，并逐步恢复了活力。这一实验证明：是"百浪多息"中提取出来的磺胺对杀灭溶血性链球菌发挥了作用。为了慎重起见，杜马克又在兔子等动物身上做了实验，均取得预期的疗效。任何药物只有临床效果才是最有说服力的。

不久，法国巴斯德研究所的科学家揭开了"百浪多息"只有在体内才能杀死链球菌,而在试管内则不能杀菌的谜团。原来"百浪多息"进入体内后,经过代谢可以分解成对氨基苯磺酰胺(即磺胺)。磺胺与细菌生长所必需的对氨基甲酸在化学结构上十分相似,被细菌吸收而又不起养料作用,细菌就因缺乏营养而死去,即磺胺是对氨基苯甲酸的竞争性抑制剂。磺胺药物的应用,标志着现代抗菌药物治疗时代的诞生,使人类第一次拥有了能够直接杀死感染或传染给人体的细菌的有力武器。图4-17为磺胺类药物与叶酸和对氨基甲酸的化学结构比较。由此,不仅开创了现代抗菌药物治疗新时代,也开拓了药物化学的另外一个新研究领域——前药的设计和开发。

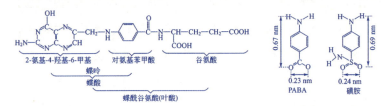

图4-17 叶酸的组成以及对氨基苯甲酸(PABA)和磺胺结构的比较

最高的奖赏——拯救了自己的女儿

正当杜马克准备临床试验时,他家里出了一件事。一天,杜马克的掌上明珠玛丽的手指被刺破并受了感染,手指肿胀发痛,全身发烧。杜马克心急如焚地请来当地最有名的医生,可是一切都无济于事,玛丽的病情不但没有得到控制,反而逐渐恶化成败血症,生命垂危。此时,杜马克想:应该知道女儿感染的是什么病菌,他把玛丽伤口的渗出液和血液用显微镜进行观察,发现病菌正是酿脓链球菌。一个念头闪现在杜马克的脑中:磺胺,不正盼着要把这种新药用于人体吗？今天这机会来了，但用药的却是他心爱的女儿。

磺胺动物试验的成功并不意味着对人有效。然而杜马克别无选择，他只有冒险一试。杜马克将磺胺溶液注射进处于昏迷状态的玛丽体内，他目不转睛地盯着女儿，期待着奇迹的出现。时间，令人焦灼地一分一秒地过去。终于，玛丽慢慢地睁开了双眼。杜马克简直不敢相信自己的眼睛，他定神审视着女儿，抚摸着她的前额："简直是美妙的梦！"玛丽因憔悴而显得更大的双眸又闪射出生命的光芒。女儿得救了！怀抱中的女儿成了医学史上第一个用磺胺战胜链球菌感染的病人。杜马克自豪地说："治好我的女儿，是对我发明的最高奖赏。"

磺胺的发现轰动了全世界。拜耳公司生产了世界上第一支磺胺药物。此后，其他国家也陆续生产。1939年，诺贝尔基金会为了表彰杜马克的重大贡献，决定授予他诺贝尔生理学或医学奖。但当时的德国正处在纳粹法西斯的统治下，希特勒明令禁止德国人接受诺贝尔奖。纳粹强迫杜马克签名拒绝接受诺贝尔奖，并把他软禁达八年之久。

诺贝尔奖奖金只为得奖人保留1年，超过年限，奖金不再发放而将充入诺贝尔基金。不过诺贝尔奖的奖章和对获奖者表示敬意的仪式则可为得奖人长期保留。第二次世界大战结束后，诺贝尔基金会专门为杜马克补办了授奖仪式，瑞典国王亲自为杜马克颁发了证书和镌有他姓名的诺贝尔奖章。在授奖仪式上，杜马克热情洋溢地作了题为"化学治疗细菌感染的新进展"的讲演，受到听众的热烈欢迎[28]。

第一个"霉菌代谢产物"青霉素的发现和应用

青霉素是如何发现的——亚历山大·弗莱明——药物来源新时代的诞生

亚历山大·弗莱明（Alexander Fleming，1881.8—1955.3，见图4-18上），13岁时随其兄（开业医师）去伦敦做工，由于意外地获得姑父的一笔遗产，进入伦敦大学圣玛丽医学院学习，1906年毕业后留在母校的研究室，帮助其师赖特博士进行免疫学研究。1918年弗莱明到圣玛丽医学院，加紧进行细菌的研究工作。1922年，患重感冒的弗莱明坚持工作，在一种培养基中发现溶菌现象，细究之下原来是鼻涕所致，由此，他发现了一种叫"溶菌酶"的物质，发表了"皮肤组织和分泌物中所发现的奇特细菌"的报告。图4-18下为弗莱明工作的英国圣玛丽医院和他当时发现青霉素的实验室大楼。

1928年9月的下午，长假后的弗莱明来到了实验室。他一边察看着菌种的生长情况，一边和一位同事闲谈。忽然，他的视线被什么东西吸引了，感到情况有点不对头。话没说完，他就凑上前去观察其中的一个培养皿。这个培养皿中原本生长着金黄色的葡萄球菌，却变成了青色的霉菌。由于实验过程中需要多次开启培养皿，因此，弗莱明心中暗想，一定是葡萄球菌受到了污染。但是令人奇怪的是，凡是培养物与青色霉菌接触的地方，黄色的葡萄球菌正在变得半透明，最后完全裂解了。

毫无疑问，青色霉菌消灭了它接触到的葡萄球菌。对于这

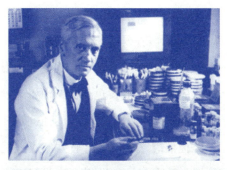

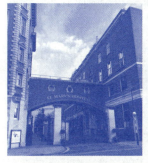 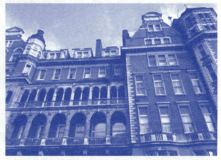

图4-18 亚历山大·弗莱明(1881.8—1955.3)及圣玛丽医院和他当时发现青霉素的实验室大楼

一现象,一般的细菌学家可能不会觉得有什么了不起,因为当时已经知道有些细菌会阻碍其他细菌的生长。可是这种不知名的青霉菌居然对葡萄球菌有如此强烈的抑制和裂解作用,要知道葡萄球菌是极其重要的人类致病细菌。因此,这一发现就非同寻常了。良好的科学研究素养促使弗莱明立刻意识到可能出现了某种了不起的东西。他要知道这种神秘的具有如此效力的霉菌究竟是什么。

他迅速地从培养皿中刮出一点霉菌,小心地放在显微镜下观察。透过厚厚的镜片,他终于发现那种能使葡萄球菌逐渐溶解死亡的菌是一种青霉菌。随后，他制作了一系列霉菌的培养液，结果表明，这种霉菌喜爱肉汤，它借助这种养料在几天内长成一个松软、有绒毛的团块，又过了几天孢子形成，真菌团块变成了深绿色，培养汤呈淡黄色。他又惊讶地发现，不仅这种青霉菌具有强烈的杀菌作用，而且就连黄色的培养汤也有较好的杀菌能力。于是他推论，真正的杀菌物质一定是青霉菌生长过程的代谢物，他把这种具有神奇般的青霉菌发酵液称为"青霉汁"（Penicillium Juice），后来才命名为青霉素（Penicillin）。图4-19（a）为弗莱明偶尔发现的污染有霉菌的培养皿，其周边的细菌被抑制而不能生长了；图4-19（b）为至今保留在圣玛丽医学院青霉素发现博物馆的实验室照片；图4-19（c）为第二次世界大战期间《时代周刊》刊登的有关宣传青霉素的图片，上面写着"感谢青霉素，他将回家！"图4-20为弗莱明发表的文章、电镜下的青霉菌孢子、青霉菌菌落，以及1935年保存至今的菌种。

在此后长达4年的时间里，弗莱明对这种具有"特异功能"的青霉菌进行了全面的研究，他在各种旧衣服、破皮靴、烂鞋、陈年书画，还有各种会发霉的污物中，以及日常会生霉菌的奶酪、果酱等食品中，寻找各种各样的霉菌。他将它们一一收集起来，放入培养器皿，观察这些霉菌能不能像青霉菌一样，对病菌有杀灭能力。结果他发现只有青霉菌是独一无二的，它能杀死病菌，而且能杀死那些导致伤兵伤口腐烂的病菌。但终究没有能在他的实验室里实现青霉素的临床应用。他把研究结果发表在1929年的《英国实验病理学杂志》上，题目为：论青霉菌培养液对分离嗜血流感菌的作用[29]。他也在《柳叶刀》杂志上发表

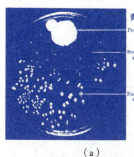
(a)

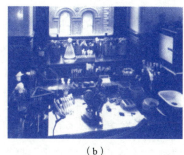
(b)

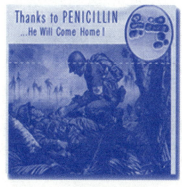
(c)

图 4-19　青霉素的发现过程
（a）弗莱明偶尔发现的污染有霉菌的培养皿，其周边的细菌被抑制而不能生长了；(b) 至今保留在圣玛丽医学院青霉素发现博物馆的实验室照片；(c) 第二次世界大战期间《时代周刊》刊登的有关宣传青霉素的图片，上面写着"感谢青霉素，他将回家！"

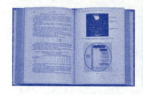

图 4-20　弗莱明发表的文章、电镜下的青霉菌孢子、青霉菌菌落及1935年保存至今的菌种

了有关发现青霉素的文章,但没有产生什么反响。因为当时医学界的注意力集中在大有希望的磺胺药物上,所有别的化合物似乎只是一种"无足轻重的东西"。而且,可能当时弗莱明在发表文章的时候并没有提到青霉素在研究初期临床上的成功应用,因为当时在体外发现的活性物质很多,其重点只是明确指出了对分离嗜血流感菌有价值。当时,青霉素确实曾成功地治愈了一个被感染眼睛的矿工,保住了视力;还治愈了一个出生时由于母亲患有淋病而感染了眼疾的婴儿,弗莱明用提取物冲洗婴儿的眼睛,使他免于眼盲。多年后被问起为什么没有发表这些治疗结果的时候,弗莱明认为当时用的是粗的提取液,没有经过充分的验证,不值得发表。如果当时能把这些成果发表的话,对青霉素的广泛认可或许能提早很多年。

由于弗莱明欠缺生物化学知识和分离纯化技术,无法提取足够量的青霉素用于实际应用。而且,弗莱明发现青霉素产生菌在他的培养条件下不稳定,在培养8天后就停止产青霉素了。渐渐地就连弗莱明的同事也开始对青霉素丧失信心,放弃了继续研究。但是,弗莱明坚信:青霉素是有价值的,总有一天人们将不可避免地要用它的力量去拯救生命。因此,他没有轻易丢掉这株菌种,而是耐心地一代又一代在培养基上转接培养,并将菌种同时送给牛津大学保存。

青霉素的再发现——霍华德·弗洛里和钱恩

在20世纪30年代的英国牛津大学,澳大利亚病理学教授霍华德·弗洛里(Howard Walter Florey,1898—1968,见图4-21)

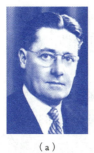 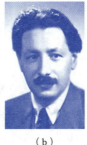 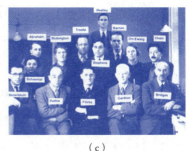

(a) (b) (c)

图4-21 青霉素研究团队成员
(a)霍华德·弗洛里(1898—1968);(b)钱恩(1906—1979);(c)青霉素再发现的牛津大学团队

组织了有机化学家、生物化学家、药理学家、细菌学家和临床工作者等一大批人研究溶菌酶。1935年,受纳粹威胁的俄裔犹太人钱恩(Ernst Boris Chain,1906—1979,见图4-21)逃离德国,加盟了这个研究小组。当时,临床上已经开始出现对磺胺耐药的细菌,而第二次世界大战中伤员的细菌感染日趋严重。钱恩试图开设新的课题,他在查阅所有关于抗菌物质的文献报道时,不但查到了弗莱明关于溶菌酶的研究论文,而且他10年前论述青霉素的文章也被意外发现。青霉素的抗菌作用引起了他们的强烈兴趣。于是,他邀请弗洛里一起进行研究。智多识广的弗洛里立马就答应,因为在他担任《英国实验病理学杂志》编委时,曾经看过弗莱明的投稿文章,所以非常了解青霉素的潜在价值。他们当机立断决定重新开始研究青霉素,并随着研究的进展,青霉素研究团队不断扩大,如图4-21所示。

开展这项工作约需要250英镑添置一些器材和试剂。当时独具慧眼的美国洛克菲勒基金会提供了资助。1937年,当他们的研究经费山穷水尽,又遭英国医学科研委员会拒绝资助时,洛克菲勒基金会再次伸出了援助之手,连续五年资助,金额达5 000美元。

在他们开始研究时,突然发现在牛津大学保存有当年弗莱明赠送的青霉素菌种。然后他们一鼓作气,开始了试验和分离青霉素。经过无数个不眠之夜,钱恩终于成功地分离出像玉米淀粉似的黄色青霉素粉末,并把它提纯为药剂。这些黄色粉剂稀释3 000倍仍有抗菌作用,比当初最有效的磺胺药物还大9倍,比弗莱明提纯的青霉素粉末高1 000倍。1940年春天,他们又进行70~80多种病原菌的试管实验和多次动物感染实验,结果非常令人满意。

1940年8月,钱恩和弗洛里等人把对青霉素的全部研究成果刊登在著名的《柳叶刀》杂志上[30]。这篇文章极大地震动了一个人,那就是青霉素的发现者弗莱明。10年来,他始终密切注视着抗菌物质的研究动态。看到钱恩和弗洛里的论文,弗莱明十分欣慰,因为他们最终证实了他心中长期存在的疑虑。弗莱明立刻动身赶到牛津大学会见钱恩和弗洛里。这次会见是历史性的。当钱恩等人得知弗莱明还活着时,惊喜之情溢于言表。弗莱明毫不犹豫地把自己培养了多年的青霉素产生菌送给了弗洛里。利用这株产生菌,弗洛里他们培养出了抗菌活性更高的青霉素菌种。

掌握了青霉素生产基础技术的美国政府,筛选出三家企业,准备规模化生产青霉素——它们都是今天的制药巨头:辉瑞、默沙东、施贵宝。1943年3月1日,辉瑞建成全世界第一座青霉素规模化工厂,拥有14个7 500加仑大型发酵罐,产量每月4 500万单位,是原定预期产量的5倍以上。

为表彰弗莱明、弗洛里和钱恩对人类做出的杰出贡献,1945年诺贝尔基金会把当年的医学奖授予了发现青霉素的这三位元勋。在评奖过程中还有一个小插曲:部分评委认为虽然三位科学家都具备获得诺贝尔奖殊荣的条件,但相对而言弗莱明的贡献要大于弗洛里和钱恩,因此建议把奖金的一半颁发给弗莱明,另外一半由弗洛里和钱恩平分;但是,最终结果还是三人平分了奖金,因为大多数评委认为如果没有弗洛里和钱恩的工作,就不可能实现产业化,青霉素的发现也就不会显示出如此重要的作用。

弗莱明获得诺贝尔奖当年的哈佛大学毕业典礼上,他在向25 000名毕业生发表演讲时说:1928年的那一天,"我并没有打算让产黄青霉孢子掉在我的培养基上,但是我一看见培养基上出现的变化,就毫不怀疑,非同寻常的事就要发生了。"他谆谆嘱咐哈佛学子:"千万不要忽视非同寻常的现象或事件。也许它只是一桩虚假警报,一无用处。但是,从另一方面说,它也可能是命运向你提供的导致重大进展的线索。"他还说,"头脑准备不足,就看不见伸向你的机会之手。"重大发现取决于一丝不苟的工作和有准备的头脑。

第一个"抗结核抗生素"链霉素的发现——开创抗生素发展黄金时代的到来

创造抗生素奇迹的另一个伟人是美国科学家塞尔曼·瓦克斯

曼（Selman A. Waksman，1888—1973）。瓦克斯曼在1916年时的硕士论文，开始了他对土壤微生物研究的征程。他的研究发现了另一种特殊的细菌，即放线菌，其很快就成了发现抗生素的"摇篮"（在目前临床使用的抗生素品种中，其中约70%来源于放线菌）。这种细菌早期在固体培养基生长时类似于细菌，但生长至中期时又像霉菌（产生气生孢子），但它又不像霉菌那样，随着培养时间的延长其气生孢子会"无限制"生长而迅速扩散污染周围，而这种菌不会"无限制"生长，因而孢子也不会扩散——这就是产生抗生素的"摇篮"——放线菌。放线菌在液体培养基中培养时，与细菌明显不同之处是能够形成"丝状"，有点像真菌的液体菌丝，但它要比真菌菌丝细得多。后来的研究发现，这类放线菌在产生抗生素的同时，也能产生各种色素；而在电子显微镜的观察下，其形成的气生孢子更是具有"婀娜多姿"的形态。

图4-22（a）为瓦克斯曼正在从发酵液中提取链霉素；图4-22（b）为当时发现的产生链霉素的放线菌——灰色链霉菌的液体菌丝体；图4-22（c）为当时分离获得的链霉素的晶体。图4-23（a）为生长在固体培养基上的放线菌（气生菌丝孢子不扩散）；图4-23（b）为生长在固体培养基上的霉菌（气生菌丝孢子扩散）；图4-23（c）为放线菌在产生抗生素的同时能够产生各种色素；图4-24为在电子显微镜下观察到的霉菌气生菌丝和孢子，及不同放线菌的气生菌丝和孢子。

瓦克斯曼于1927年完成了897页的著作《土壤微生物原理》(Principles of Soil Microbiology)。这部作品是土壤微生物学领域

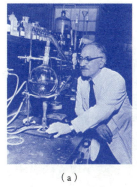 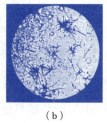 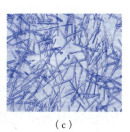

图4-22 瓦克斯曼、菌丝体及链霉素晶体
(a)瓦克斯曼正在从发酵液中提取链霉素;(b)链霉素产生菌的液体菌丝体;(c)当时分离获得的链霉素晶体

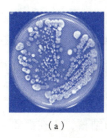 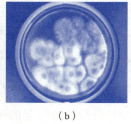 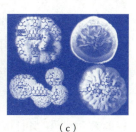

图4-23 放线菌、霉菌及色素
(a)放线菌(孢子不扩散);(b)霉菌(孢子扩散);(c)产生抗生素的同时产生色素

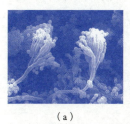 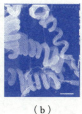 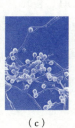 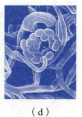

图4-24 电子显微镜下的霉菌
(a)霉菌气生孢子;(b),(c),(d)为不同放线菌属的链霉菌气生菌丝与孢子

的奠基性著作，因而后人将瓦克斯曼赞誉为"土壤教父"（Man of the Soil）。

1939年，就职于美国罗格斯大学新泽西农业试验所微生物系（The Department of Microbiology of the New Jersey Agricultural Experiment Station, Rutgers University）的瓦克斯曼，开始从微生物中寻找抗生素的研究工作，这是他研究生涯的一个转折点。这一工作的开端可能受到三个因素的影响：① 瓦克斯曼具有扎实的土壤微生物学基础，此时也已有零碎的有关土壤微生物产生抗菌活性物质的报道；特别是他在一次学术会议上，听到了他在纽约洛克菲勒医学研究所工作的学生雷内·杜布斯（René Jules Dubos，1901—1982，见图4-25）的演讲：从土壤微生物中发现了一个芽孢杆菌分泌的、可以杀死或抑制革兰阳性菌的短杆菌素，并且对由葡萄球菌引起的局部感染有效。② 第二次世界大战爆发，急需控制传染病和流行病的药物。③ 当时由结核分枝杆菌引起的肺结核，正在严重地威胁着人类的生命健康。肺结核是对人类危害最大的传染病之一，在进入20世纪之后，仍有大约1亿人死于肺结核，包括契诃夫、劳伦斯、鲁迅、奥威尔这些著名作家都因肺结核而过早去世。世界各国医生都曾经尝试过多种治疗肺结核的方法，但是没有一种真正有效，患上结核病就意味着被判了死刑。即使在科赫于1882年发现结核杆菌之后，这种情形也长期没有改观。

很快，在美国药业巨头默克公司的资助下，瓦克斯曼在他的实验室里发现了包括链霉素在内的放线菌素、棒曲霉素、烟曲霉

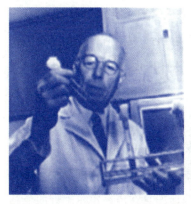
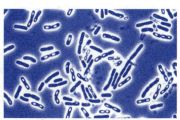

图4-25　杜布斯（1901—1982），及其发现的产生抗生素的芽孢杆菌

酸、毛壳菌素、小单孢菌素，以及灰链丝菌素等抗生素。最终，由于链霉素毒性低、抗菌活性强，特别是对结核分枝杆菌具有强的抗菌活性而脱颖而出。后来他建议把这些物质总命名为抗生素（antibiotics）。

　　由于链霉素在临床上不仅对肺结核具有"神奇般"的疗效，对其他多种细菌感染，特别是对青霉素不起作用的、被称为革兰阴性菌的感染具有显著的疗效。1944年，链霉素被正式用于临床，开启了人类战胜结核病的新纪元。与青霉素的发现不同，链霉素的发现绝非偶然，而是精心设计的、有系统的长期研究的结果。由于链霉素的发现和对结核病的疗效，1952年瓦克斯曼获诺贝尔生理学或医学奖（这是继杜马克和弗莱明后的第三位因发现里程碑式的抗生素而获奖）。而他建立的一整套较为系统的从微生物中寻找抗生素的方法，使抗生素的寻找从经验、感性的方法进入了理性和科学的新阶段。采用这种方法的瓦克斯曼一生共发现了20种天然抗生素，而且绝大多数是从放线菌中得到的；

放线菌成为产生抗生素的最为重要的来源。至今还是微生物新药发现的一个重要方法——瓦克斯曼平台,成就了一大批土壤微生物来源的抗生素的发现和应用,由此形成了20世纪40年代初至60年代中的"抗生素黄金时代"。目前临床应用的很多抗生素都是在那个年代发现的。

瓦克斯曼一生孜孜不倦,发表了400余篇科研论文和综述,著有27本书籍,1本自传《微生物和我的生活》。1973年,瓦克斯曼走完了他精彩的一生,静静地安息在伍兹霍尔附近的公墓内。在许多科学先驱的陪伴下,瓦克斯曼继续接受着来自世界各地无数慕名者的瞻仰。

有关瓦克斯曼的学生阿尔伯特·萨兹(Albert Schatz,1920—2005,见图4-26)对链霉素的贡献几乎被人遗忘了,这

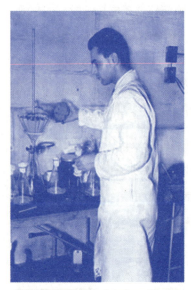

图4-26 阿尔伯特·萨兹(1920—2005)

也是发生在科学界"师徒"之间的恩恩怨怨的最为典型的故事。萨兹的贡献是在他退休以后才逐渐又被人想起来。

尽管萨兹没有获得诺贝尔奖，但人生依旧精彩——人们是不会忘记的，人们还是崇敬他。他在许多领域做了超过半个世纪的研究。他应邀在美国、加拿大、英国、瑞士、德国、瑞典、法国、意大利、西班牙、葡萄牙、保加利亚、匈牙利、智利、阿根廷、巴西和多米尼加共和国演讲。特别是1946年，由他发起的一项研究，发现了制霉菌素，一种控制真菌和酵母感染的抗生素[31-39]；他出版了3本书和发表了700多篇文章。熟悉他的人总说：无论在哪里，他的热情、善良和幽默感都让人钦佩；他总是尽他所能帮助他的学生；他一生对人性的深切关怀是显而易见的。1994年，因为他在发现链霉素方面的重要贡献，被授予萨兹罗格斯大学奖章。

抗生素被誉为"医学王冠上的明珠"（The Crown Jewels of Medicine）。以青霉素和链霉素的发现应用为代表的抗生素，已经形成了一棵巨大的产品树（见图4-27），其与以白喉抗毒素血清为标志的免疫防治一起，在100多年的时间内，由于基本控制了施虐人类的传染病，使人类的平均寿命延长了20年以上。然而，面对今天突如其来的新冠病毒肺炎疫情，每个人应该记住的是：人类与致人疾患的病毒、细菌等微小生命体之间，是一场"道高一尺，魔高一丈"和"魔高一尺，道高一丈"的"永恒的博弈"。由此，我们更应该记住的是：敬畏自然，敬畏生命。

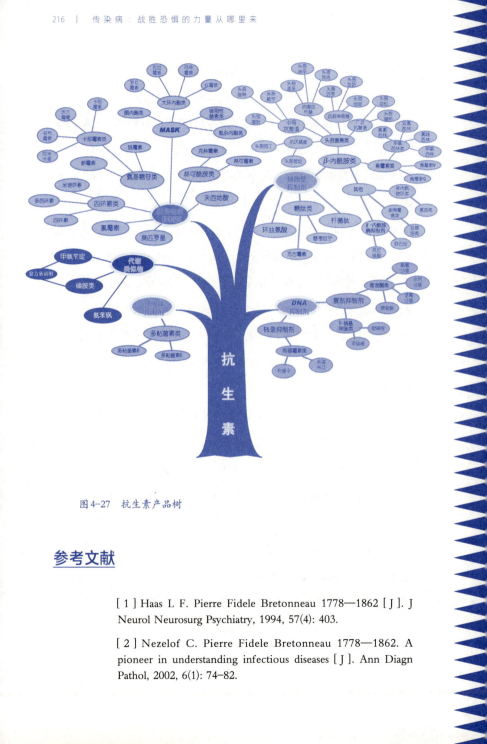

图 4-27　抗生素产品树

参考文献

[1] Haas L F. Pierre Fidele Bretonneau 1778—1862 [J]. J Neurol Neurosurg Psychiatry, 1994, 57(4): 403.

[2] Nezelof C. Pierre Fidele Bretonneau 1778—1862. A pioneer in understanding infectious diseases [J]. Ann Diagn Pathol, 2002, 6(1): 74-82.

[3] Lillingston C. Charles Albert Calmette and Pierre Paul Émile Roux [J]. British Journal of Tuberculosis, 1934, 28(1): 1–4.

[4] Hawgood B J. Alexandre Yersin (1863—1943): discoverer of the plague bacillus, explorer and agronomist [J]. Journal of Medical Biography, 2008, 16(3): 167–172.

[5] Winau F, Winau R. Emil von Behring and serum therapy [J]. Microbes Infect, 2002, 4(2): 185–8.

[6] Kaufmann S H. Remembering Emil von Behring: from Tetanus Treatment to Antibody Cooperation with Phagocytes [J]. mBio, 2017, 8(1).

[7] Raju T N K. Emil Adolf von Behring and serum therapy for diphtheria [J]. Acta Paediatrica, 2006, 95(3): 258–259.

[8] Haas L. Edmond Isidore Etienne Nocard (1850—1903) [J]. J Neurol Neurosurg Psychiatry, 2000, 69(1): 130.

[9] Andrews M J. Medical history as portrayed on postage stamps [J]. J Natl Med Assoc, 1956, 48(1): 1–9.

[10] Lohff B. Serum therapy — Emil von Behring and the beginnings of research in immunity [J]. Dtsch Med Wochenschr, 1999, 124(44): 1321–2.

[11] Pucca M B, Cerni F A, Janke R, et al. History of Envenoming Therapy and Current Perspectives [J]. Front Immunol, 2019, 10: 1598.

[12] Cambau E, Drancourt M. Steps towards the discovery of Mycobacterium tuberculosis by Robert Koch, 1882 [J]. Clin Microbiol Infect, 2014, 20(3): 196–201.

[13] Gradmann C. Robert Koch and the white death: from tuberculosis to tuberculin [J]. Microbes Infect, 2006, 8(1): 294–301.

[14] Mcshane H. Tuberculosis vaccines: beyond bacille Calmette-Guerin [J]. Philos Trans R Soc Lond B Biol Sci, 2011, 366(1579): 2782–9.

[15] Calmette A. Preventive Vaccination Against Tuberculosis

with BCG [J]. Proc R Soc Med, 1931, 24(11): 1481-90.

[16] Greenwood M. Professor Calmette's Statistical Study of B.C.G. Vaccination [J]. Br Med J, 1928, 1(3514): 793-5.

[17] Glaziou P, Floyd K, Raviglione M C. Global Epidemiology of Tuberculosis [J]. Semin Respir Crit Care Med, 2018, 39(03): 271-285.

[18] Kernodle D S. Decrease in the effectiveness of Bacille Calmette-Guerin vaccine against pulmonary tuberculosis: a consequence of increased immune suppression by microbial antioxidants, not overattenuation [J]. Clin Infect Dis, 2010, 51(2): 177-84.

[19] Lipworth S, Hammond R J H, Baron V O, et al. Defining dormancy in mycobacterial disease [J]. Tuberculosis, 2016, 99: 131-142.

[20] Mandal S, Njikan S, Kumar A, et al. The relevance of persisters in tuberculosis drug discovery [J]. Microbiology, 2019, 165(5): 492-499.

[21] Silverstein A M. Paul Ehrlich: Scientist for life: by Ernst Bäumler (English translation by Grant Edwards), Holmes & Meier, 1984. (xvi + 288 pages) ISBN 0 8419 0837 0 [J]. Immunology Today, 1985, 6(10): 311-312.

[22] Winau F, Westphal O, Winau R. Paul Ehrlich-in search of the magic bullet [J]. Microbes Infect, 2004, 6(8): 786-9.

[23] Stern F. Paul Ehrlich: the founder of chemotherapy [J]. Angew Chem Int Ed Engl, 2004, 43(33): 4254-61.

[24] Kaufmann S H. Immunology's foundation: the 100-year anniversary of the Nobel Prize to Paul Ehrlich and Elie Metchnikoff [J]. Nat Immunol, 2008, 9(7): 705-12.

[25] Bosch F, Rosich L. The contributions of Paul Ehrlich to pharmacology: a tribute on the occasion of the centenary of his Nobel Prize [J]. Pharmacology, 2008, 82(3): 171-9.

[26] Oesper R E. Gerhard Domagk and chemotherapy [J]. Journal of Chemical Education, 1954, 31(4): 188.

[27] Colebrook L. Gerhard Domagk, 1895—1964 [J]. Biographical Memoirs of Fellows of the Royal Society, 1964, 10: 39–50.

[28] Domagk G. Further progress in chemotherapy of bacterial infections [J]. Nobel Lecture, 1947.

[29] Fleming A. On the Antibacterial Action of Cultures of a Penicillium, with Special Reference to their Use in the Isolation of B. influenzæ [J]. British Journal of Experimental Pathology, 1929, 10(3): 226–236.

[30] Chain E, Florey H W, Gardner A D, et al. Penicillin as a Chemotherapeutic Agent [J]. The Lancet, 1940, 236(6104): 226–228.

[31] Waksman S A, Schatz A. Streptomycin — Origin, Nature, and Properties [J]. J Pharm Sci, 1945, 34(11): 273–291.

[32] Reynolds D M, Schatz A, Waksman S A. Grisein, a new antibiotic produced by a strain of *Streptomyces griseus* [J]. Proc Soc Exp Biol Med, 1947, 64(1): 50–4.

[33] Reilly H C, Schatz A, Waksman S A. Antifungal Properties of Antibiotic Substances [J]. J Bacteriol, 1945, 49(6): 585–94.

[34] Waksman S A, Schatz A. Strain Specificity and Production of Antibiotic Substances [J]. Proc Natl Acad Sci U S A, 1943, 29(2): 74–9.

[35] Schatz A, Waksman S A. Strain Specificity and Production of Antibiotic Substances: IV. Variations Among Actionomycetes, with Special Reference to *Actinomyces Griseus* [J]. Proc Natl Acad Sci U S A, 1945, 31(5): 129–37.

[36] Waksman S A, Reilly H C, Schatz A. Strain Specificity and Production of Antibiotic Substances: V. Strain Resistance of Bacteria to Antibiotic Substances, Especially to Streptomycin [J]. Proc Natl Acad Sci U S A, 1945, 31(6): 157–64.

[37] Waksman S A, Schatz A. Strain Specificity and Production of Antibiotic Substances: VI. Strain Variation and

Production of Streptothricin by *Actinomyces Lavendulae* [J]. Proc Natl Acad Sci U S A, 1945, 31(7): 208-14.

[38] Jones D, Schatz A. Methods of Study of Antiphage Agents Produced by Microorganisms [J]. J Bacteriol, 1946, 52(3): 327-35.

[39] Jones D, Metzger H J, Schatz A, et al. Control of Gram-Negative Bacteria in Experimental Animals by Streptomycin [J]. Science, 1944, 100(2588): 103-5.

第五章 发明防治传染病"魔弹"背后的革命性科学

科学巨匠巴斯德与撰写"细菌学圣经"的科赫

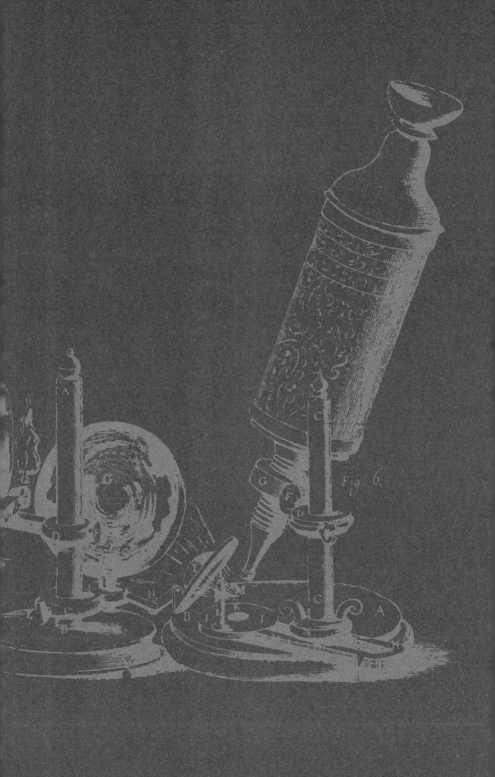

这场百年未遇的新冠肺炎疫情在全球超过200个国家和地区蔓延，被世界卫生组织定义为"大流行"。翻阅历史上曾经的传染病大流行，无不如此相似：如此之小的细菌和病毒，具有如此之大的杀伤力，人们无不恐惧、无不是受害者。同时，翻阅近100多年来抗击疫情的发展史，无不为之感到欣慰、感到希望，但也感到太多的无奈。

　　但你是否知道，这些具有"灵丹妙药"般的具有里程碑意义的抗击传染病的"N个第一的"疫苗和药物，为何能够在19世纪末和20世纪20年代初诞生？它们是依靠什么力量催生的？这就是本章需要给你讲述的传染病背后的"革命性科学"是如何诞生的，以及为之做出巨大贡献的科学巨匠巴斯德与撰写"细菌学圣经"的科赫。也许，你已经知道了一些，也许你一点也不知道，但可以肯定的是，当你看完本章的内容，你一定会看到科学的力量和科学家的伟大。同时，你也一定会看到科学发展在征服"瘟疫"的历史长河中的艰辛,以及还有太多的未知需要去探索。

显微镜的发明——让看不见的生命"原形毕露"——开启生命科学新航程

细菌存在于地球上亿万年,充斥于人类生活的方方面面,伴随着人类社会的进化发展。有的细菌是人类的朋友,如制作酸奶、泡菜的乳酸菌;而有的细菌则导致人类或者动植物的疾病,甚至引起瘟疫,如我们谈之色变的鼠疫杆菌,夺去千万人生命的霍乱杆菌等。今天,我们对细菌,尤其是致病菌的认识已经非常深刻,发明了各类疫苗、抗生素对抗致病菌,保卫我们的健康。然而在历史上,人类饱受致病菌的危害,直至17世纪,列文虎克和胡克发明显微镜之后,我们对细菌的认识才真正拉开帷幕。因此,也把这一伟大的发明称为"革命性"的科学发明。从此开启了生命科学的新航程,从此让人们认识到:微生物、植物、动物是构成生生不息的地球生命体;它们的进化和相互的作用,是人类生存于地球的"自然"属性;而利用科学发现和发明所进行的"人为"干预,是推动人类社会进步的"引擎"。

全然兴趣驱动的"民间科学大家"——安东尼·列文虎克

安东尼·列文虎克(Antony van Leeuwenhoek,1632—1723,见图5-1)被誉为研究微生物的第一人[1]。他的主业只是一位市政的小职员,但凭着对科学研究如痴如狂的迷恋、勤奋严谨的治学态度,最终成长为一位杰出的科学家。根据史料,列文虎

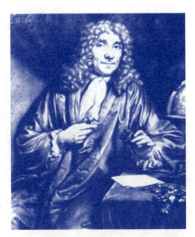

图5-1 画家Jan Verkolje在列文虎克52岁（1684）时作的画像

克16岁由于家境贫寒而退学，开始在荷兰阿姆斯特丹杂货铺做学徒。这个时期他对隔壁眼镜店磨制玻璃片的手艺产生了浓厚兴趣，在工匠传授下学会了磨制放大镜的本领。他通过自己的长期实践掌握了某些诀窍，使他所磨制的透镜组合之后放大倍数达到了300倍，直到2个世纪之后，人们的显微观察水平才超过他。

列文虎克一生制作了400多台显微镜和放大镜，通过他自己磨制的这些镜片，列文虎克做出了多个重要的"首次发现"和论证，如最早记录肌纤维，首次观察到动物体内的毛细管，从而与马尔皮基（Marcello Malpighi，1628—1694，意大利生物学家）共同证实了威廉·哈维（William Harvey，1578—1657，英国医生、生理学家）的血液循环论，并成为第一个看见并描述红细胞的人[2]。图5-2为画家Jan Verkolje作的列文虎克手持显微镜画像，（a）为单镜片显微镜;（b）为三镜片显微镜[3]。

列文虎克最广为人知的贡献，当属发现了"微生物"，从此为微生物学和医学奠定了基础。1674年，他写信给英国皇家协

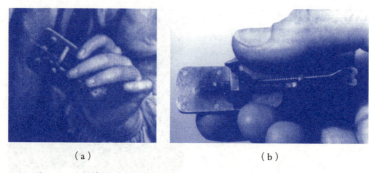

图5-2 显微镜

（a）列文虎克设计的最常见的一类单镜片显微镜;（b）画家Jan Verkolje作的列文虎克手持显微镜画像，该显微镜上安装有三个镜片

会，描述他在湖水中观察到的绿色螺旋藻，几年后，他发现了细菌；1683年，他又在自己和其他人的牙垢物中发现了"令人难以置信的伟大的生物群落"，并描述了各类不同微小生物的形态和运动特征，这是人类历史上对活细菌的第一次观察记录。他把这些非常细小并只能透过显微镜观察到的生物命名为拉丁文"Dierken"，意即细小活泼的物体。过了200多年以后，人们才搞清楚列文虎克发现的这类微生物是细菌。图5-3为列文虎克在自制显微镜下观察到的"微小生物"[1]。

纵观列文虎克的一生，促使他完成这些伟大发现的首先是兴趣。他并未受过系统的教育，所做的一切都是在兴趣的驱动下，再凭借锲而不舍的精神，得以进入神秘未知的微小生物世界。天赋和勤奋是他成功的另两项要素，这点从列文虎克大量的著作中可以看出来。列文虎克总共写了347封信与大众或专业人士交流他的科学发现，215封是给英国皇家学会，其中119篇发表在了《哲学学报》上（Philosophical Transaction），1684—1718年，他

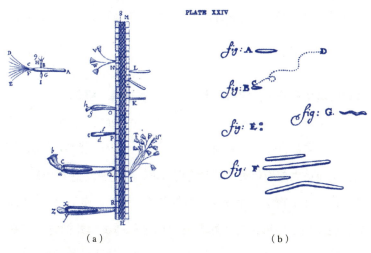

图5-3 显微镜下的"微小生物"
（a）来自列文虎克的故乡代尔夫特运河与浮萍根相关的轮虫、水螅和旋涡虫；(b）来自列文虎克口中的细菌，虚线所示为在显微镜下微小生物的运动轨迹

收集了自己165封信集结出版。在他80岁的时候，还开始了一系列新的观察实验，制订了新的出版计划，并在89岁高龄时在《哲学学报》上发表了第100篇论文，持续工作直至91岁去世[3]。

1932年，纪念列文虎克诞辰300周年，世界著名的《科学》杂志发表纪念文章，称赞他是"原生动物学和细菌学之父"，在过去所有的自然学家中，他的名字和工作是在文献中被引用最多的，他的贡献是独特而不可替代，且在当时，他的发现往往是最简单且是最能被理解的。后人对列文虎克的评价是："尽管没有科学方法的概念，但他很快地从一个领域进入到另外一个领域，他会没有'功利性'地为之耗尽全力。"1934年，以列文虎克命名的微生物学杂志 Antonie van Leeuwenhoek 创刊，以纪念这位微生物学的开山鼻祖[3]，一位全然"兴趣驱动"（curiosity driven）的伟大科学家。

才华比肩牛顿的"正宗科学大家"——罗伯特·胡克

罗伯特·胡克（Robert Hooke，1635—1703，见图5-4）[4]，与列文虎克的自学成才不同，胡克是一位"正宗"的科学家。他是在法拉第之前最伟大的实验物理学家，兴趣遍及整个力学、物理、化学和生物学。他发现了胡克定律（弹性定律）；1660年前后，他发明了能够使怀表精确计时的平衡弹簧，并把它固定在平衡轮上，这种平衡轮的使用使精确的手表和计时器成为可能；1670年，他发表了万有引力的观点，认为万有引力作用于所有天体，天体间的万有引力随着它们之间的距离而减小，并因为万有引力的平方反比定律的发明权，与牛顿产生了旷日持久的争论。图5-5为胡克画的哈雷彗星。

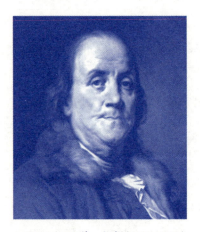

图5-4 罗伯特·胡克（1635—1703）

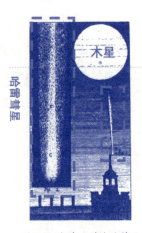

图5-5 胡克画的哈雷彗星

胡克与列文虎克一样，设计制造了各种显微镜，并进行了各种观察。1665年，他写成《显微图谱》(Micrographia)一书，细胞（cell）一词即由他命名。书中，胡克首次展示了微型有机体——毛霉菌。几年后，列文虎克观察并描述了微小的原生动物及细菌。根据他们的出版物，1665—1683年期间，胡克和列文虎克二人的共同发现，确定了当时裸眼看不见的微生物的存在，因此从一定程度上，胡克与列文虎克共同是微生物学的鼻祖[4]。图5-6为胡克使用的显微镜，以及根据在显微镜下观察到的世界上第一张有关动植物、微生物和雪花的手绘照片。

他在《显微图谱》写道：通过这种方式，地球本身，在我们的脚下，向我们展示了一个全新的事物，在它的每一个小颗粒

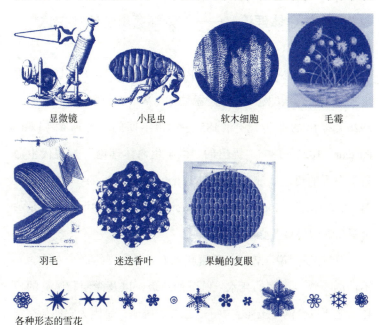

图5-6 世界上首次观察到的裸眼看不到的各种生命体和雪花的形态

中，我们现在看到的生物种类几乎和以前在整个宇宙中所能计算的一样多；借助望远镜，再遥远的东西都可以在我们的视野中呈现；借助显微镜，再渺小的东西都能够进入我们的视野，可以发现和认识新的可见的世界；通过这种方式，天空被打开了，大量的新星、新的运动、新的作品出现了，这些对于古代天文学家都是完全陌生的。胡克是位"聪明绝顶"的科学家，有一位传记作家对他的评价是：他懂得的太多太多（Man who knew too much!）。

列文虎克和胡克是世界上"第一位"看到裸眼看不到微小精灵的科学家。正是他们具有"革命性"的发明和发现，开启了人类征服传染病的新时代。

"微小生命体理论"——探索细菌奥秘的"雷达"

1859年，达尔文（Charles Robert Darwin，1809—1882）提出的进化论，以及1865年，孟德尔（William Bateson，1861—1926）提出的遗传定律，1850—1870年期间，巴斯德（Louis Pasteur，1822—1895）提出的"微小生命体理论"是现代生命科学发展的奠基。"微小生命体理论"（Germ Theory）是在质疑"自然发生说"（Spontaneous Generation）的探索中诞生的，是一个革命性的科学。

"自然发生说"曾经为千百年来人们所认可的事实（科学）：不洁的衣物、污秽的死水、肮脏的垃圾，以及粪便和腐臭的尸体，之所以会滋生蚤虱、蚊子、虫蚁、蝇蛆，是因为它们与空气接触后自然产生的，这就是最早的"自然发生说"。随着科学的逐步发展，巴斯德提出"微小生命体理论"，认为物质的变化是由"微小生命体"形成的，这种"微小生命体"是相传的，而不是由物质"自然发生"的。由于当时对细菌等微生物没有足够的认识，而对动物的起源必须要通过"胚种"才能形成生命已有认识，因而将"Germ"一词认为是具有形成生命的"胚种"，所以也称为"胚种理论"。随着科学的逐步发展，当人们普遍认识到这些"微小生命体"确实存在时，"自然发生说"又认为："微小生命体"可以从它们所在的物质元素中自然发生，而不是通过上代此类生物繁衍产生。

千百年来，"自然发生说"就像是一位"乌龙指挥员"，把人们对细菌等"微小生命体"的认识引入到了"死胡同"。而"微小生命体理论"的诞生，彻底推翻了微小生命体是"自然发生"的"伪科学"。"微小生命体理论"犹如是探索细菌奥秘的"雷达"，在这一理论指导下，不仅发现了引起发酵时物质变化的细菌或其他微生物，而且揭示了细菌引起物质变化的本质。同时，在这一理论指导下诞生的"细菌致病理论"（Germ Theory of Disease）不仅发现了引起各种传染病的细菌等"微小生命体"，而且揭示了细菌致病的原因，由此催生了像疫苗和抗生素这样能够有效防治传染病的"灵丹妙药"。而"微小生命体理论"的诞生历程漫长并充满荆棘。

质疑"自然发生说"——揭开微小生命体"神秘面纱"的先驱

挑战"自然发生说"是近代一个革命性科学事件。自列文虎克和胡克的时代之后将近200年，人们对细菌的认识虽停留在显微观察的阶段，但是人类与细菌的博弈还在进行着，细菌研究的土壤也在悄悄发酵。特别是在17世纪和18世纪,质疑"自然发生说"的科学论文已经开始出现,"微小生命体"的"面纱"正在被揭开。尽管在当时没有得到学术界和公众的认可,但为19世纪巴斯德提出和建立"微小生命体理论",彻底推翻"自然发生说"打下了基础。这里,撷取几位科学家质疑"自然发生说"的实验,证明这一理论存在的"反常和危机"。

1668年,意大利宫廷医生佛罗伦萨实验科学院成员弗朗切斯科·雷迪(Francesco Redi,1626—1697,见图5-7(a))设计了几乎是历史上第一个有适当对照的生物实验,他设计了一系列装有不同肉类的烧瓶,一半烧瓶密封,一半打开。然后他又重复了这个实验,但没有密封烧瓶,而是用纱布覆盖了其中一半,以便空气可以进入。尽管所有烧瓶里的肉都腐烂了,但他发现,只有在苍蝇能自由进入的敞口且不覆盖的烧瓶里,肉里才会长出蛆(见图5-7(b))。因此,雷迪认为蝇蛆是由蝇产生的,而不是无生物自然发生的。

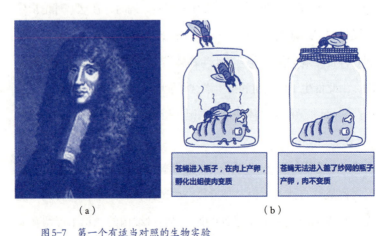

图5-7 第一个有适当对照的生物实验
(a)弗朗切斯科·雷迪(1626—1697);(b)雷迪质疑"腐肉生蛆"的实验

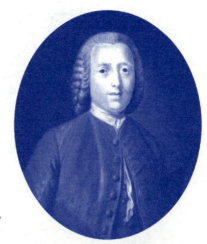

图5-8 约翰·尼达姆（John Needham, 1713—1781）

1745年，英国天主教神父、显微镜学家约翰·尼达姆（John Needham，1713—1781，见图5-8）对雷迪的发现提出了挑战，他做了一个实验，把肉汤或"肉汁"放进瓶子里，加热瓶子，杀死里面可能存在的任何微生物，然后密封。几天后，他报告肉汤中有生命存在，并宣布生命是从非生命中创造出来的。实际上，后人的实验证明是他加热的时间不足以杀死所有的微生物。他还用其他的浸液重复这些实验，都能得到类似的结果，于是他将这些观察现象撰文于1748年发表，曾在科学界轰动一时。

1768年，意大利著名的博物学家、生理学家和实验生理学家拉扎罗·斯帕兰扎尼（Lazzaro Spallanzani，1729—1799，见图5-9（a））重复了尼达姆的实验，他发现尼达姆的实验是温度不够及加热不严导致的微生物产生，实际上微生物（或他试图寻找的产生微生物的物质）存在于空气中，且暴露在高温下会被杀死，这就是加热灭菌的原理[5]。图5-9（b）为斯帕兰扎尼在

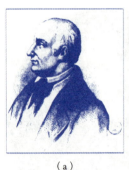
（a）

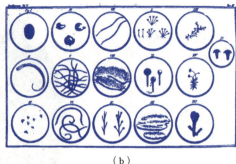
（b）

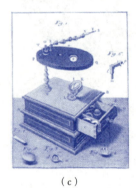
（c）

图5-9　拉扎罗·斯帕兰扎尼重复了尼达姆的实验
（a）拉扎罗·斯帕兰扎尼（1729.1—1799.2）；(b) 斯帕兰扎尼在1765年用显微镜下观察到的霉菌：一些由空气中霉菌孢子气生菌丝和"果实"（孢子囊）的手绘画；(c) 斯帕兰扎尼使用的显微镜

1765年绘制的显微镜下观察到的霉菌：一些由空气中霉菌孢子气生菌丝和"果实"（孢子囊）。

　　斯帕兰扎尼回顾了雷迪和尼达姆的数据和实验设计，他推测尼达姆加热瓶子并没有杀死里面所有的生命，所以设计了一个改进的实验。他把肉汤分别放在两个不同的瓶子里，把两个瓶子里的肉汤煮沸，然后密封一个瓶子，另一个打开。几天后，他用新发明的显微镜可以更清楚地观察到没有密封的瓶子里长满了微生物，而密封的瓶子没有生命迹象。驳斥了自然发生的理论。但当时的科学家认为，斯帕兰扎尼密封瓶子隔绝了空气，他们认为空气是自然发生的必要条件。同时期的法国化学家盖·吕萨克

（Joseph Louis Gay-Lussac，1778—1850）证明发酵和腐烂都必需氧气，也使反对意见得到支持。因此，尽管斯帕兰扎尼的实验是成功的，但他的观点未能取胜。

这就是科学发展的规律："前科学→常规科学→反常和危机→科学革命（或革命性科学）→新的常规科学……"。当时的学术界和公众都把"自然发生说"作为常规科学，但显然已经出现了危机。此时，需要有革命性科学去彻底打破"自然发生说"的"基座"，这种革命性科学就是"微小生命体理论"。19世纪中叶，巴斯德采用斯帕兰扎尼的加热方法，采用改进的曲颈瓶，在保持通气的情况下隔绝微生物进入烧瓶，证明空气中存在有"微小生命体"；以及其他一系列的发酵实验，证明发酵是由"微小生命体"引起的，最终彻底推翻了自然发生说，建立了"微小生命体理论"。

"微小生命体理论"——探索细菌奥秘的"雷达"——路易·巴斯德

虽然列文虎克在1674年发现了微生物，后来也有不少否定"自然发生说"的科学证据，其理论却没有被认可，微生物可以自然发生的信念反而活跃起来，并于18—19世纪达到了顶峰。此时，一位被誉为"进入科学王国最完美的人"，路易·巴斯德（Louis Pasteur，1822—1895，见图5-10）"登场"了。以他拥有的无与伦比的聪明才智和20年坚持不息的努力，终于建立了几乎无可挑剔的"微小生命体理论"，彻底推翻了"自然发生说"。特别是在该理论指导下诞生的"细菌致病理论"（Germ Theory of

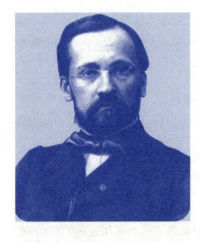

图5-10 进行发酵研究时的路易·巴斯德(1822—1895)

Disease),似探索细菌奥秘的"雷达",将一个个隐匿在机体内肆虐生灵的细菌"捉拿归案",或是用此理论指导发现和发明的"魔弹"将其"绳之以法",或是用机体制造"自身的魔弹"去消灭侵入机体的细菌。由此,在这一理论诞生至今短短的150年间,使人类的平均寿命延长了20年以上。

巴斯德对生命科学和医学的贡献几乎超越了他之前的所有人。他所取得的这些重大成果,每一项都解决了当时社会的重大疑难问题,并且持续影响着当时的社会和后人;尤其在微生物领域,巴斯德从发现酒石酸的不对称,到发酵工业问题的解决,到鹅颈瓶(因形状细长,类似天鹅的脖子而得名;通常都称为"曲颈瓶")试验,到丝蚕病的防治,无可挑剔地否定了"自然发生说"。其采用的"发现问题—提出假设—寻找方法—解答问题—提出理论"的科学实践,建立了"微小生命体理论"(Germ Theory),并直接催生了"细菌致病理论"(Germ Theory of Disease),为诞生防治传染病的"灵丹妙药"——疫苗和抗菌药物奠定了基础。毫无疑问，巴斯德是19世纪最伟大的科学家之一[6,7]。寻觅巴斯德建立"微小生命体理论"的研究轨迹，会让每一位读者无不具有"高山仰止，景行行止"之感受。他是"撑起生命科学半边天"的科学"奇才"，他是建造探索细菌奥秘"雷达"的第一人，他是"走进科学王国中最完美的人"。

"微小生命体理论"是如何想到的——从发现酒石酸不对称现象说起

1843年，巴斯德被巴黎普通高等教育学院录取，专攻物理和化学，作为一名化学家，他对生命的起源产生了兴趣，决定以晶体领域方面的研究作为自己的博士论文工作。那时大家都已经知道，葡萄酒发酵会产生"酒石"，这是一种酒石酸的副产物，即由酒石酸形成的结晶。巴斯德利用来源于发酵产生的酒石酸，制备了19种不同晶型的酒石酸晶体，并在显微镜下观察，结果发现，没有光学活性的外消旋酒石酸盐存在两种不同的结晶形态。于是巴斯德借助显微镜用镊子把这两种形态的结晶逐一分开后，分别重新测试，果然又恢复了旋光特性。根据酒石酸盐的旋光性，巴斯德提出了如下的假设：酒石酸分子可能在空间上有两种不同形式的排列；它们本身是不对称的，相互之间就像是我们的两只手，不能重合但是对称的。他的这一革命性的假设，直到30年后被证实，且在之后的化学和生命科学领域，起着越来越重要的作用。图5-11所示为酒石酸不对称分子结构及手性示意图。

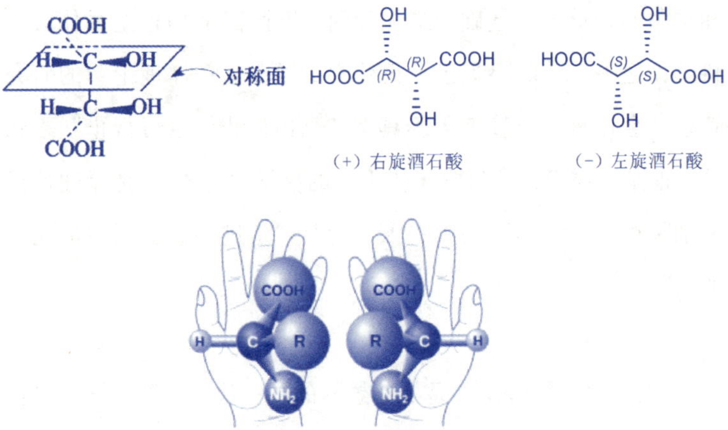

图5-11 酒石酸不对称分子结构及手性示意

1857年夏天，他观察到某些真菌很容易在没有光学活性的外消旋体的酒石酸钙溶液中生长。继而他发现，被真菌污染的酒石酸溶液，随着右旋的酒石酸被消耗，其变得有光学活性了。这是一种全新的酒石酸晶体结晶的分离方法！巴斯德意识到：只有活的生命体才有可能产生光学活性的不对称化合物，可能这种生命体"只吃"一种光学活性的酒石酸。这是在"死的化学"和"活的生命体"之间的"分水岭"的定义。

巴斯德试图解释这种"不对称魔力"是由"活的生命体"产生的假设——这是一个至关重要的"科学问题"，但走进了"死胡同"，一直难以解答。此时，法国教育部长明确希望巴斯德从事当地工业的科学研究。于是，他带着"不对称与生命体"是怎样一种关系的科学问题，开始转向发酵的研究。巴斯德当时已经开始考虑发酵是由生命体产生的问题。

巴斯德早期发现的酒石酸盐晶体不对称现象，是化学史上首次光学异构体分离实验，开拓了化学结构的新领域，并影响着后续发展起来的手性药物研究和开发。特别是，他偶然观察到某些真菌很容易在没有光学活性的外消旋体酒石酸溶液中生长的现象，使他从一个化学家"华丽转身"为微生物学的奠基人迈出了第一步。

带着"科学问题"进入发酵工业——寻找科学证据

巴斯德在35岁时从化学家变成了微生物学家。他带着酒石酸不对称可能与生命体有关的"科学问题"，进入发酵工业领域，因为他认为发酵过程所产生的物质变化，与他发现的酒石酸的光学活性变化一样，与"活的生命体"有关。

很快，他发现在发酵酿酒工业产生的副产物中，含有旋光性的物质。当时，巴斯德发现这些副产物之中含有戊醇的成分，于是他开始设想是因为戊醇产生的旋光性，他在当时提出一种设想：戊醇具有三种存在形式：一种是左旋的；一种是右旋的；另外一种是没有旋光性的（见图 5-12（a））。现在我们知道，戊醇的化学式代表了7种结构的分子，其中只有4种分子含有手性碳（*标记，表现旋光特性），这在巴斯德的年代是没法一一区分鉴别开来的，可以肯定的是，酿酒发酵副产物之中含有这4种结构分子的一种或几种，因此酿酒副产物具有旋光性如图 5-12（b）所示。

巴斯德并不是第一个研究酵母发酵和细菌理论的人。在18世纪30年代，法国物理学家和工程师卡格纳德拉图尔（Cagnaird de la Tour，1777—1859，见图 5-13（a））用显微镜看到了酵母，

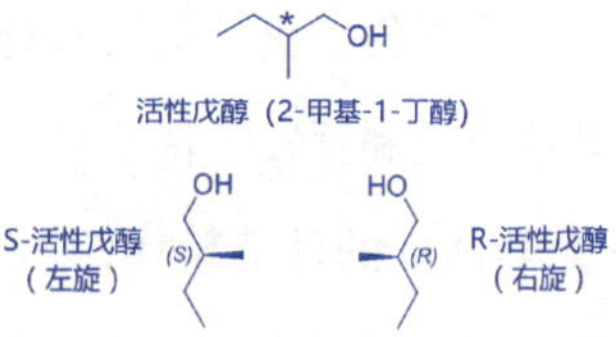

图 5-12 酿酒副产物

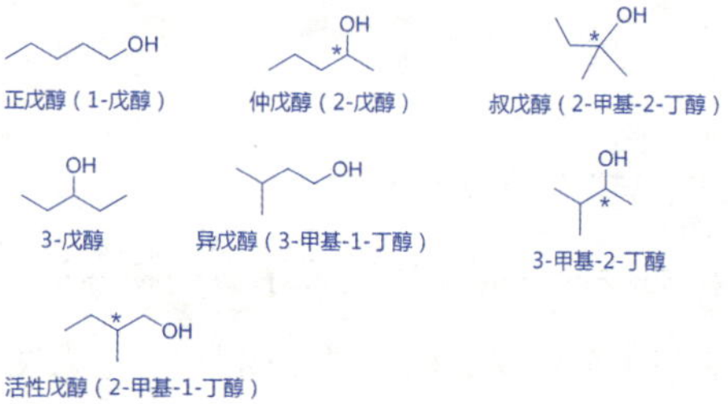

(a) 当时巴斯德提出的3种戊醇结构形式;(b) 目前已经确认的7种戊醇结构形式

并提出理论，认为啤酒中的酒精是由酵母产生的；他不仅对酵母研究有兴趣，而且对鸟和人发声音的物理学现象都感兴趣，图 5-13（b）为他发明的报警器[8]。18世纪40年代，细胞学说的创立者之一，末梢神经系统中施旺细胞的发现者，术语"新陈代谢（metabolism）"的创造者——德国生理学家西奥多·施旺（Theodor Schwann，1810—1882，见图5-14），将发酵过程中酵母的增殖与产生酒精联系起来，提出了与德拉图尔的看法对立的细菌理论。由此，施旺也被誉为"医学与生物学之父"[9]。图 5-15为施旺使用的显微镜，以及他观察到的细胞和纤维结构[10]。10年后，巴斯德得出了类似结论。我们知道巴斯德是少数几个读过德拉图尔关于酵母的论文的人之一，但我们不知道他是否清楚施旺关于发酵和细菌理论的工作。不管怎样，巴斯德在研究、证据和宣传方面都比施旺做得更深入。

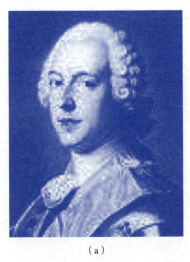
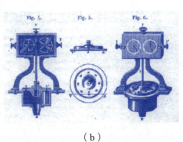

(a)　　　　　　　　　　　　(b)

图 5-13　卡格纳德拉图尔发明的报警器

（a）卡格纳德拉图尔（1777—1859）；(b) 他发明的报警器

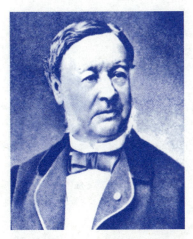

图 5-14　西奥多·施旺（1810—1882）

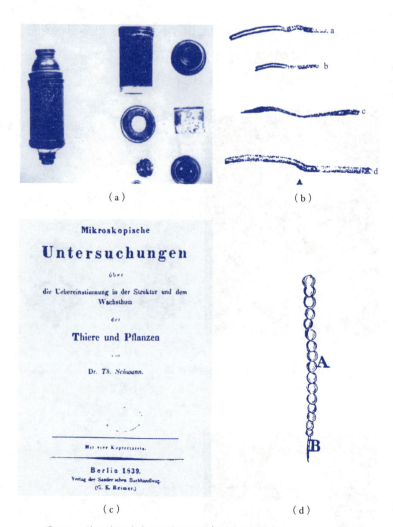

图 5-15　施旺使用过的显微镜和他观察到的纤维结构

（a）施旺使用的简单的三镜头显微镜；(b) a 为三叉神经的神经纤维；b～d 为猪胚胎的坐骨神经；在 a 和 b 中没有观察到神经鞘，但可以在 c 和 d 中识别到；(c) 施旺于 1839 年所作的最伟大的科学交流"动植物的生长和结构一致性的微观研究"的标题页；(d) 郁金香叶子上的细胞链，在末端形成纤维

巴斯德关于酵母的发现始于1855年,他的一个学生的父亲向他求助。他的酒厂出了问题,经常酿制出来变酸的葡萄酒。在参观酒厂并取样后,他在显微镜下面看到了德拉图尔一直在谈论的东西,那就是微小的球形生命体。巴斯德注意到,能发酵出正常葡萄酒的发酵液中含有少量这种球形生命体,但当葡萄酒变酸时,发酵液中会存在大量杆状的微小生物。一直"怀揣"着要证明物质的不对称是由生命产生的这一想法的巴斯德,敏锐地认识到他的想法终于得到了证实:这种球形生命体就是酵母,酵母负责将葡萄糖转化为乙醇,而污染的使发酵变酸的是由他称为"微菌"(Germ)的"微小生命体"产生的。他在研究酒精发酵时发现,在酒精生产时产生大量乳酸的三个关键问题:① 酒精生产正常时,酵母细胞丰富和起泡,而当乳酸产生时总是能够看到混杂在酵母中的杆状微生物("乳酸酵母"问题的发现);② 在有的酒精发酵过程中还产生丁醇和其他复杂的化合物,这就难以用简单的葡萄糖裂解获得(他意识到必定有其他的过程发生);③ 某些发酵的化合物具有旋光性,就是不对称的原因,这是解答旋光性与不对称性关系的关键思路。

至此,巴斯德已经积累了足够多的、在发酵过程中看到的否定"自然发生说"的证据。在随后的几年里,他分离获得了分别产生正常的和不正常的葡萄酒、啤酒和醋的微生物。与此同时,他发明了能够杀死活的微生物,而不破坏任何发酵物质的巴斯德消毒法。他在研究丁酸发酵时发现有一种小型杆状物,当他将一小滴发酵液滴在载玻片上时发现,盖玻片边缘上细菌死亡了(接触到氧气),而在中央的细菌却没有死亡。这种现象正好与以往研究的细菌相反。巴斯德确信:丁酸发酵是无氧发酵,因为在载玻片边缘接触到氧气的细菌不能存活。由此提出了"好氧发酵"和"厌氧发酵"的概念。并进行了很多发酵条件试验,为现代生物工程的诞生打下了基础。另外,巴斯德力劝部队医院用他建立的消毒方法,对医疗器具进行消毒,建议对战争中伤病的伤口用绷带包裹,由此死亡率和脓毒症大幅下降,巴斯德的思想促进了李斯特(Joseph Lister,1827—1912)发展建立外科手术消毒的方法,这在第3章中已有描述。

科学规律只有"唯一"——几个进一步否定"自然发生说"的经典实验

巴斯德采用之前斯帕兰扎尼加热防止空气污染的方法来加热他的酵母培养液,取得了相同的效果,支持了引起发酵的微生物来自生物的看法。但是,这一结果受到了当时的自然科学家和生物学家的质疑,比较著名的是生物学家普希特(Felix Archime`de Pouchet,1800—1872)采用相同的流程,用加热后的甘草浸液做实验,却观察到了微生物的滋生,他认为自己的灭菌操作没有问题,微生物是从甘草浸液中自发产生的,以此驳斥巴斯德的结果[11]。

这也是当时在学术界一场闹得"沸沸扬扬的争议"(a heated controversy)。为此,巴斯德设计了更可靠的加热实验来支持他的结果。他甚至成功地在不加热的情况下,用自制的天鹅颈烧瓶(也称为曲颈瓶),及用棉花过滤的方法来防止空气污染培养基。这是一个撼动2 000年来的"自然发生说"的最为有力的证据。图5-16(a)为巴斯德实验用的不同形状的曲颈瓶,以及来自法国Daniel Raichvarg所著的"*Louis Pasteur. L'empire des microbes*"

一书的封面：巴斯德正在观察"直颈瓶"和"曲颈瓶"中培养液被空气污染的情况。巴斯德用曲颈瓶实验的步骤与原理如图5-16（b）所示。

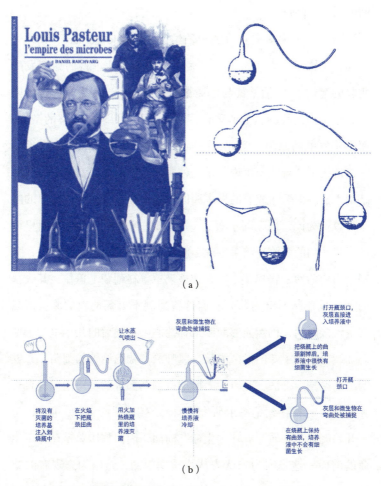

图5-16 巴斯德正在做实验

（a）法国Daniel Raichvarg所著的"*Louis Pasteur. L'empire des microbes*"一书的封面：左：巴斯德正在观察"直颈瓶"和"曲颈瓶"中培养液被空气污染的情况；右：巴斯德早期实验用的"曲颈瓶"；(b）曲颈瓶实验步骤和原理

巴斯德为了"完美"地否定"自然发生说",做了很多相关的实验。以下两个实验进一步证实了他的"微小生命体理论",彻底否定了"自然发生说"。其第一个实验是验证发酵生产葡萄酒的本质是酵母。

当著名生理学家克劳德·伯纳德（Claude Bernard，1813—1878，见图5-17）去世后,发表了一些关于他进行的葡萄发酵实验的笔记[12]。伯纳德与巴斯德的观点相反,认为发酵是可以独立于生命过程的。他似乎含蓄地暗示酵母可能是发酵的结果,而不是发酵的原因。为此,巴斯德通过一个精妙的实验作了回应,证明了"自然发生说"是一种假象。巴斯德在发酵中得到的结论,推测葡萄酿成酒的根本原因,是掉在收获的葡萄皮上的酵母所致。为此,他在阿尔布瓦（Arbois）区的一个小葡萄园里设计了一系列的实验,结果发现:将剥去皮的葡萄进行酿造时,酿制不出葡萄酒;将棉花、纱布或玻璃罩等在葡萄上盖住,其收获的葡萄也酿制不出葡萄酒;而这些酿制不出葡萄酒的原料,当与空气接触后,仍然能够酿制出葡萄酒。在随后的几年里,巴斯德陆续分离到了专门发酵酒精、醋啤酒和葡萄酒等的细菌,并发明了巴斯德消毒法。此时,巴斯德就伯纳德等的"谬论"理直气壮地写道:我在葡萄酒上研究"自然发生说"已经20年了,您一开始就把"物质"放在"生命"前面,因而物质总是存在于生命的前面;这是因为您认为从物质到生命,是因为您现有的知识……不能让您看到两者的不同;谁能向我保证,在一万年的时间里,我们会相信,不从生命走向物质是不可能的……

第二个是巴斯德在用曲颈瓶做实验时发现,这些瓶子放在不

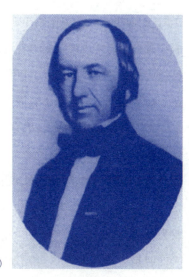

图5-17　克劳德·伯纳德（1813—1878）

同的空气环境中，其"微小生命体"的分布是不同的。由此，他在不同纬度的地区，及人口密集的和稀少的地区进行实验，结果发现：纬度愈高的地方，空气中的"微小生命体"愈少；有人居住的地方，空气中的"微小生命体"多于无人居住的高山地区；再次证明空气中含有"微小生命体"。从此，人们也意识到，只要空气中有，那在水和土壤中必定会有，且可能会更多。终于，巴斯德提出的"微小生命体理论"（Germ Theroy）得到了普遍的认可。

由于当时对细菌等微生物还没有足够的认识，而对动物的起源必须要通过"胚种"才能形成生命体，因而将"Germ"一词认为是具有形成生命的"胚种"，所以有的中文翻译是"胚种理论"。后来，巴斯德将这种理论用于丝蚕病的防治，取得了巨大的成功，而当时只是看到了引起丝蚕生病的是一种"微小的粒子",因而也有人把中文翻译是"微粒子理论"。但作者认为翻译成"微小生命体理论"更为合适,因为当时所处的年代,学术界已经认可了在污秽的地方生蛆和发酵等过程中是由"有生命的东西"在起作用,只是对于这种生命的诞生,普遍认可的是"自然发生说",即"先有物质,后有生命"。而对巴斯德提出的"微小生命体理论",即"先有生命,后有物质改变"持有强烈的反对,而且当时对引起发酵的酵母和细菌为何物,几乎还是"全然无知"。因而,将巴斯德定义的"Germ"翻译成为"微小生命体"更为合适。

但是,就在普遍认可巴斯德"微小生命体理论"的时候,1876年英国亨利·巴斯蒂安(Henry Charles Bastian,1837—1915,见图5-18)作为"自然发生说"的支持者,发表了一篇关于发酵现象中物理化学力的影响的论文,旨在证明某些有机液体中含有复杂的成分,能够自然形成不同种类的细菌,并且引用

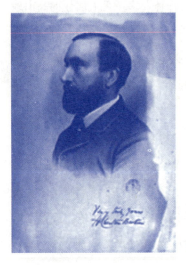

图5-18 亨利·巴斯蒂安(1837—1915)

了他做的一个实验,经过121°F(相当于50°C)加热的酸性尿液中虽然没有微生物生成,但中性或碱性尿液中有微生物生成,以此反驳巴斯德的理论。巴斯德重复了他的实验,而且试验了不同的温度,发现某些低等微生物甚至能够耐受100°C的高温,是因为不同酸碱性下其外壳(包膜)被破坏的程度不同,因此他认为巴斯蒂安的实验只证明某些微生物在中性或微碱性培养基内能耐受121°F高温,并不能证明生命是从尿液中自然发生的[13]。

"微小生命体理论"的伟大实践——解决丝蚕病——"细菌致病理论"的提出

巴斯德在1865年解决发酵问题后,又接受了农业部长的重托,带着他的显微镜来到了法国南部的蚕业重灾区。当时,他全然不知道丝蚕病是怎么一回事。但他在多年的发酵研究中,已经基本上获得了发酵过程中的物质变化是由"微小生命体"引起的结论,由此,他推测丝蚕病也与某些"微小生命体"有关,他需要进一步的确证。带着这样的想法,巴斯德欣然接受挑战,并由此能够了解更多有关感染疾病的问题。他在进行发酵研究时获得的结果,提示感染疾病也会有类似的情况。

经过几年的辛勤工作,他发现这种患病的蚕有一个显著的特征:皮肤上有像胡椒皮上一种很小的椭圆形的棕色微粒斑点,所以称为"微粒子病"(pebrine),且只有患病的蚕蛹破茧后的蝴蝶,在显微镜下容易看到这种特征性的"微粒"。由此,他建立了区别健康蚕和生病蚕来源的卵,以保证后代是健康的蚕。经过5年的艰辛工作,最终解决了丝蚕病的问题。他建立的防止丝蚕病的方法至今仍然沿用。他的这一工作，其意义远大于丝蚕病的防治，而是将在完成发酵研究和曲颈瓶研究等后提出的"微小生命体理论"，在疾病的防治上得到了验证，从而为建立"细菌致病理论"（Germ Theory of Disease，或 Germ Theory of Infective Disease）奠定了基础。

从科学史的角度，巴斯德的工作无疑是"革命性"的，他受到同时期达尔文出版的《物种起源》的启示，他从"基础研究中发现的科学问题（霉菌可能是产生酒石酸旋光性变化的原因）——到在解决发酵过程的实际问题中进一步凝练科学问题和提出科学假设（微小生命体假设）——到设计精湛的实验来验证科学假设（曲颈瓶实验等）——到科学问题的解答和科学理论（微小生命体理论）的建立——到用建立的科学理论去指导解决丝蚕病防治的实际问题——到提出和建立'细菌致病理论'"，以其数十年一以贯之的科学思维和方法所诞生的"微小生命体理论"，愈来愈得到学术界的认可，并在实践中取得愈来愈显著的效果，特别是以"科赫法则"的建立为标志，形成了一套完整的源于"微小生命体理论"的"细菌致病理论"；有人将其翻译成"微菌疾病理论"或"细菌理论"。在此理论指导下，与防治传染病相关的科学、技术、产品乃至公共卫生等相关领域，在19世纪末到20世纪初出现了"井喷式"的发展。

巴斯德在提出和研究建立"微小生命体理论"的同时，从研究鸡霍乱的过程中得到的启发，及受到琴纳接种牛痘的影响：减毒的病原体可以使机体获得免疫。巴斯德成功进行了用于动物的炭疽杆菌疫苗研究，并得到了广泛的应用。但最为成功的是

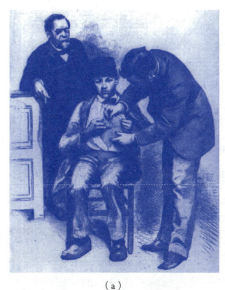
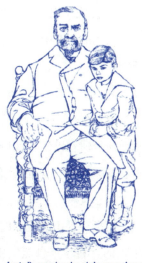

（a） （b）

图5-19 巴斯德正在给孩子诊断

（a）巴斯德正在监看Jean Baptiste医生给第2个被狗咬伤的孩子接种狂犬疫苗；(b) 在科学文献中创作的这名孩子与巴斯德在一起的素描

1885年研发出第一剂狂犬疫苗，并成功救活了一个9岁的孩子，这一研究成果当时被誉为"科学记录中最杰出的一项"。图5-19（a）是他在监看Jean Baptiste医生给第2个被狗咬伤的孩子接种狂犬疫苗（因为巴斯德不是医生），图5-19（b）是在科学文献中创作的这名孩子与巴斯德在一起的素描[14]。尽管这次接种的孩子没有爆发狂犬病，但也有人提出异议：可能这个孩子没有带狂犬病毒。不管怎样，结果是令人兴奋的，从此，真正开启了人类历史上免疫预防传染病的历程。

人们往往认为是琴纳发现了免疫，而巴斯德发明了疫苗。从那时起，巴斯德开始筹款，并于1887年建立巴斯德研究所，

1888年投入使用，巴斯德担任所长，直到他逝世。该所最初作为狂犬病的研究中心，后来发展为世界最著名的疾病预防和治疗研究单位，其宗旨是"致力于通过医学科学研究、医学教育培训及公共卫生服务三大任务，为法国和世界在防治疾病方面做出贡献"，自1900年起，该所共产生过10位诺贝尔奖得主。目前，巴斯德研究所在巴黎共有139个研究团队，在世界各地拥有32个分所。2004年10月，巴斯德研究所上海分所成立，当时正在访华的法国总统希拉克主持了揭牌仪式。

巴斯德提出和建立的"微小生命体理论"，彻底推翻了千百年来的伪科学"自然发生说"，它犹如是探索细菌奥秘的"雷达"；其首先发明的鸡霍乱疫苗犹如防治传染病的"航标"；他的研究成果足以在19世纪撑起生命科学领域的"半边天"。图5-20（a）为群贤集聚的巴斯德实验室[15]；图5-20（b）为在巴黎大学举行巴斯德70岁生日庆祝活动时，李斯特代表伦敦和爱丁堡皇家学会向巴斯德表达了良好的祝愿。演讲结束时，巴斯德

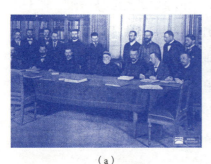
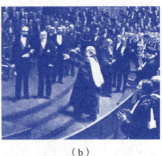

(a) (b)

图5-20 巴斯德实验室和70岁生日庆祝活动
（a）群贤集聚的巴斯德实验室;(b)在巴黎大学举行巴斯德70岁生日庆祝活动

站起来拥抱了李斯特，法国画家里克西恩（Jean-André Rixens，1846—1925）的著名画作中记录了这永恒的一刻。

细菌致病理论的建立——撰写"细菌学圣经"的人——罗伯特·科赫

罗伯特·科赫（Robert Koch，1843—1910，见图5-21），伟大的医学家，诺贝尔生理学或医学奖获得者。科赫生于1843年，1866年毕业于德国哥廷根大学医学院，获得博士学位。他毕业几年后爆发普法战争，他作为随军医生参军，于战争结束后到东普鲁士一个小镇（Wöllstein）做了卫生官员。1875年，他参观了德国许多伟大的科学研究中心，使他对正在新兴的微生物科学发生了浓厚的兴趣。当时，巴斯德发现了引起腐败的细菌，并由此提出的"微小生命体理论"正处于热烈的争论之中；李斯特

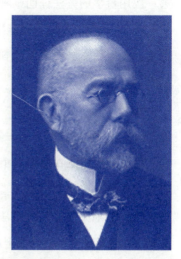

图5-21　罗伯特·科赫（1843—1910）

发展的外科消毒技术正在推广应用；他的解剖学老师Henle正在为疾病是由生命体引起的观点进行辩护；但是，细菌致病的传染途径还不明确。在坚持临床实践的同时，他开始调查炭疽病的问题[16]。

第一个捕捉到病原菌的"猎人"

当时炭疽病在他的所在地肆虐，4年间杀死了528个人及56 000头牲畜，此时微生物学研究在世界上刚刚起步，没有人能解释疾病传播的原因。科赫对患病牲畜的血液进行仔细观察，找到了病原体炭疽杆菌，把这种细菌接种到小鼠体内，会使小鼠患病并且感染给其他小鼠，最后还能从小鼠体内重新得到和牛身上相同的细菌。他还发现这种细菌可以形成圆形的孢子，孢子具有致病能力而且能够存活很长时间。而且，在与牛体温相同的条件下，他用血清在动物体外成功地培养了细菌。这是人类第一次用科学的方法证明某种特定的微生物是引起某种特定疾病的病原[17]。图5-22为科赫当时使用的显微镜和观察到的炭疽杆菌，及根据显微镜下观察到的炭疽杆菌不同形态的手工绘制的图。

给"猎人"插上"翅膀"——显微和分离培养技术的突破

科赫研究团队在研究炭疽杆菌和其他细菌的过程中，结合研究工作创立了一整套病原菌研究方法。科赫发明的用土豆片作为载体的细菌固体培养方法，是他对细菌学发展的又一重大贡献。在此基础上，他的博士后夫妇，Walther Hesse和他的妻子

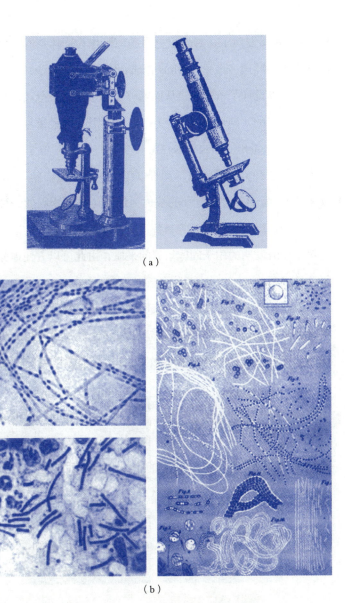

图5-22 科赫使用过的显微镜,以及手工绘制的炭疽杆菌图
(a) 科赫当时使用的显微镜;(b) 显微镜下的炭疽杆菌,及根据显微镜下观察到的炭疽杆菌不同形态的手工绘制的图[17]

Fannie Hesse发现了一种熔点更高的琼脂作为固体培养材料。他的助手朱利叶斯·佩里（Julius Richard Petri，1852—1921，见图5-23（a））设计了培养皿，从而能够在有菌条件下分离获得由一个细菌长出的"纯培养物"（单菌落）。尽管当时爱德温·克勒布斯（Edwin Klebs，1834—1913）和李斯特已经发展了液体分离技术，但这种方法既耗时，又难以保证获得"纯培养"。图5-23（b），（c）为一直沿用至今的被称为琼脂（是植物胶的一种，常用海产的麒麟菜、石花菜等制备，产自海南而得名）的固体培养材料、Petri发明的用于固体培养的平皿，由此可以方便地分离获得纯的细菌。

同时，科赫实验室的科学家们，还发明了细菌的固定、染色技术，及"油镜"（在观察被固定在玻璃片上的细菌时，滴上几滴油，能够提高显微镜的观察效果），为病原菌的鉴定提供了保

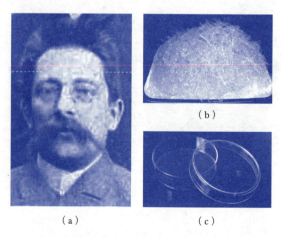

图5-23　朱利叶斯·佩里、琼脂与平皿
（a）朱利叶斯·佩里（1852—1921）;（b）现代实验室固体培养常用的琼脂;（c）平皿

障。科赫还将显微拍照应用在细菌学的研究中。1882年，科赫采用改进过的抗酸性染色法，成功发现了引起肺结核的病原菌，并用血清固体培养基成功地分离出结核分枝杆菌，进而用实验阐明了结核病的传染途径，确认了结核菌是结核病的病原菌，该成果于1882年3月24日在德国柏林生理学会上宣布，成为结核病防治史上的里程碑事件[18, 19]。1890年科赫提出用结核菌素治疗结核病，1905年发表了控制结核病的论文，并获得诺贝尔生理学或医学奖。

"科赫法则"——细菌致病的"金标准"

在科赫发现炭疽杆菌后，开始研究动物的创伤。由此，鉴定出了引起动物败血症、坏疽、脓肿的细菌各不相同，还阐述了同一细菌具有不同生理形态的"共性"。从而提出：对于感染疾病的研究，必须研究特殊的致病菌，才能够认识这种疾病的发生。他根据自己分离致病菌的经验，总结出了著名的如图5-24所示的"科赫法则"，这是判断是否细菌致病的"金标准"。

（1）具有相同症状的每一个病例中都出现相同的微生物，而健康者体内不存在该微生物。

（2）能够从患病宿主分离出该微生物，并在体外实现纯培养。

（3）用该微生物的纯培养物接种健康且敏感的宿主，能够使健康宿主患同样的疾病。

（4）从试验发病的宿主中能再度分离培养出这种微生物来。（其中第（4）条为后人完善补充）。

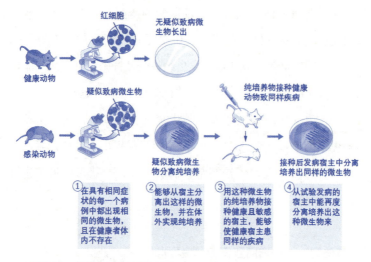

图 5-24 科赫法则过程演示

执行了上述 4 个"金标准",并得到确切的结果,就可以证明该生物即为该病害的病原物。"科赫法则"为人类的传染病研究与防治起到了不可估量的作用。在这个原则的指导下,19世纪 70 年代到 20 世纪 20 年代成了发现病原菌的黄金时代[20]。1883 年,科赫和同事一起在印度,发现了霍乱弧菌以及阿米巴痢疾两种病原体;1883 年,他的助手弗里德里希·洛夫勒(Friedrich Loffler,1852—1915)发现了白喉杆菌;1884 年,加夫基(George Gaffky,1850—1918)发现了伤寒杆菌;1894 年,亚历山大·耶尔辛(Alexandre Yersin,1863—1943)发现了鼠疫杆菌[17]。仅 1877—1906 年的 30 年间,科学家们就找到了 20 种致病菌(见表 5-1),大大提高了人们对传染病的防治水平。科赫是这样形容他发明的这套病原菌研究方法:"只要找到了正确的方法,发现就像从树上摘下成熟的苹果一样容易"(As soon as the right method was found, discoveries came as easily as ripe apples from a tree)。

表5-1　1877—1906年发现的20种致病菌

序号	发现年份	疾病	细菌名称	科学家
1	1877	炭疽病	炭疽杆菌	Koch R
2	1878	脓肿	葡萄球菌	Koch R
3	1879	淋病	淋病奈瑟菌	Neisser A L S
4	1880	伤寒热	伤寒沙门菌	Eberth C J
5	1881	脓肿	链球菌	Ogston A
6	1882	肺结核	结核分枝杆菌	Koch R
7	1883	霍乱	霍乱弧菌	Koch R
8	1883	白喉	白喉杆菌	Klebs TAE，Loeffler F
9	1884	麻风	麻风梭状杆菌	Nicholaier A
10	1885	腹泻	大肠埃希菌	Escherich T
11	1886	肺炎	肺炎链球菌	Fraenkel A
12	1887	脑膜炎	脑膜炎奈瑟菌	Weischselbaum A
13	1888	食物中毒	肠炎沙门菌	Gaertner A A H
14	1892	气性坏疽	产气梭状杆菌	Welch W H
15	1894	鼠疫	鼠疫耶尔辛菌	Kitasato S，Yersin A J E（独立发现）
16	1896	肉毒中毒	肉毒梭状杆菌	Van Ermengem E M P
17	1898	痢疾	痢疾志贺菌	Shiga K
18	1900	副伤寒	副伤寒沙门菌	Schottimuller H
19	1903	梅毒	苍白密螺旋体	Schaudinn F R，Hoffmann E
20	1906	百日咳	百日咳杆菌	Bordet J，Gengou O

在科赫研究生涯具有如此多的"第一次"中，其第一次分离获得的结核分枝杆菌，在两周后证明是造成肺结核的致病菌，这被认为是"震动世界的事件"。1882年3月，科赫在德国生理学会会议上有关发现结核分枝杆菌的报告，被称为至今医学史上最有影响力的报告。在与会的200多位学者中，后来发明"魔弹"的保罗·埃尔利希（Paul Ehrich，1854—1915）深受科赫的鼓舞，他着手改进了科赫的细菌染色方法，并由此影响了丹麦医生汉斯革兰（Hans Christian Gram，1853—1938，见图5-25（a））等人，从而诞生了革兰染色法。最初革兰染色法是用来鉴别肺炎球菌（革兰阳性菌）与肺炎克雷伯菌（革兰阴性菌）之间的差别。图5-25（b），(c)为用革兰染色后能够清晰地区分革兰阳性

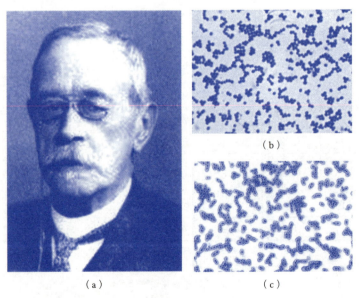

图5-25 汉斯革兰肖像、革兰阳性菌与革兰阴性菌
(a) 汉斯革兰（1853—1938）；(b) 革兰阳性菌；(c) 革兰阴性菌

菌与革兰阴性菌之间的差别。染色后细菌与背景形成鲜明对比，可以清楚地观察到细菌的形态、排列及某些结构特征，而用以分类鉴定，其原理是两种细菌的细胞壁（膜）结构组成不同，造成对染料的着色差异。

科赫有关结核病的病因学文章发表后，成为享誉世界的伟大科学家。他的发现得到了美国人的敬仰，1904年，美国成立了国家结核病协会。科赫本人于1905年获得诺贝尔奖。图5-26为科赫在显微镜下观察到的情况，手绘的肺结核杆菌围绕着一个巨大的细胞的形态，以及至今仍然保存在英国伦敦皇家外科学院亨特博物馆的第一次分离获得的结核分枝杆菌。由此，诞生了以链霉素为代表的抗结核病药物，使19世纪以来的传染病得到了有效的控制。

图5-27是为科赫制作的画像，图题为New St. George（一位新的圣·乔治，本来的寓意为英国的守护神）：手里高高举起的

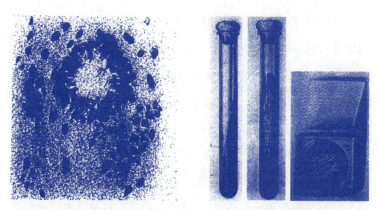

图5-26　围绕着细胞的结核分枝杆菌的手绘图（左），及保存至今的第一次分离获得的结核分枝杆菌（右）

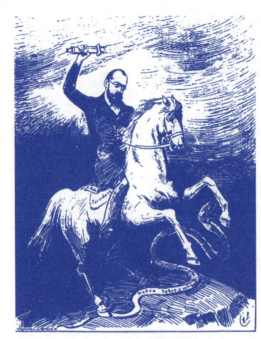

图5-27 科赫被称为"圣·乔治",画像中他正与结核分枝杆菌进行战斗,他手中的剑是显微镜

是他研究的重要武器,显微镜;马鞍上刻写的是"研究"两字;他正在与结核分枝杆菌进行战斗的场景。

虽然以现在的科学发展看,"科赫法则"的具体方法并不适用于所有病原微生物。例如,最近爆发的冠状病毒COVID-19,它没有细胞结构,不能像细菌或真菌那样在体外实现纯培养。不断涌现的生物化学、分子生物学、组学研究等技术更新了传染病和病原菌研究的具体方法,但"科赫法则"的基本精神仍然是不可违背的,要想确定某种传染病的病原生物,必须能从患者或疑似患者体内鉴别出病原微生物,并且需要证明这种病原微生物确实能够导致该种传染病[21]。1897年以后,科赫提出每种病都有特定病原菌的理论,纠正了当时认为所有细菌都是同一种的观点，从而兴起了病原学研究，与巴斯德一起，为创立"细菌致病理论"做出了决定性的贡献。作为世界上第一个确认传染病是由细菌感染而导致的科学家，科赫无疑是病原细菌学的开拓者。科赫撰写的有关细菌学的著作和论文，被誉为是"细菌学圣经"。

巴斯德-科赫之争——"成就"远比"仇恨"更长久

巴斯德与科赫是"细菌致病理论"形成的两位最重要的科学家。巴斯德创造了独特的玻璃烧瓶，细长的瓶颈弯曲向下，使得空气能够进入容器，同时阻止了空气中的颗粒飘落到烧瓶中，说明空气内确实含有微生物，它们能引起有机质的腐败，从而证实发酵是由微生物引起的，彻底否定了"自然发生"学说；他首次制成了狂犬疫苗，并揭示和证实了免疫学说。巴斯德确信微生物会导致人类疾病，这是他的卓越贡献，但他从未将一种微生物与疾病直接联系起来，科赫则成功做到了这一点。科赫在微生物学基础操作技术方面发明了培养微生物的固体培养基划线纯培养法以及染色观察、显微摄影技术，开启了病原菌的分离、培养、鉴定的先河，证实了炭疽杆菌、结核杆菌是导致各自疾病的病原，提出了著名的"科赫法则"，使得医学微生物学作为一门独立学科开始形成。

巴斯德和科赫以及科赫的同事之间曾产生了一场激烈的争论，起因是后者对巴斯德关于减毒疫苗的工作提出了严厉的批评。科赫认为，巴斯德在发现病原菌和发展感染疾病研究方法方面不够稳妥，其最新发布的两项工作中存在方法错误，而错误的方法导致了错误的结论，这些方法不符合科赫认为研究病原菌所必需的原则。而且，由于他接种的细菌是混合物，而不是纯种，其选择的动物也不合适，因此，巴斯德的方法和结果是不可信的。事实上，科赫与巴斯德之间产生了尖锐的争论，在日内瓦召开的国际卫生会议上成了一个焦点。科赫的批评主要刊登在了1883年1月18日的《波士顿医学和外科杂志》上，而1月20日的《科学革命》载有巴斯德对科赫批评其方法和结果的答复，这些方法和结果涉及疾病微生物和减毒病毒用于接种的价值问题。

诚然，再正确的科学发现，在当时都难以做到让每个人都接受，而科学家之间的辩论，往往也无法完全脱离各自的国家、民族、教育等背景。例如，巴斯德是法国人，而科赫是德国人；巴斯德开始是一位化学家，但在微生物科学中具有广泛的哲学兴趣，而科赫本职工作是医生，对微生物致病的原因（特别是细菌）感兴趣。当巴斯德在研究通过免疫预防传染的时候，科赫在研究通过卫生和公共健康预防传染；巴斯德通过他的助手Thuillier去德国演示他的炭疽接种技术，结果取得成功，并被德国接受时，科赫指责巴斯德的炭疽减毒疫苗使用的不是纯炭疽杆菌，因而这样的接种研究是错误的。Thuillier写道：科赫不像他的同事，有点像"乡下人"，巴斯德说科赫听不懂"议员的语言"，而科赫认为巴斯德不是医生，我们不能接受他对疾病症状和病理学过程的判断。

科赫与巴斯德之争既伤害了双方，也有利于双方：尽管这样的争论，导致法国推迟了科赫发明的培养技术，在德国推迟了应用巴斯德发明的狂犬疫苗,但法国和德国的竞争,都想获得科学成就的最高荣誉的强烈渴望,导致了无可争议的成就,这些成就将比仇恨更长久(led to indisputable accomplishments that would outlive the rancor)。

革命性科学与人类社会发展

何为"革命性"科学

何为"革命性"的科学?根据牛津英语词典中的定义,实际上是由美国物理学家、历史学家和科学哲学家库恩(Thomas Sammual Kuhn,1922—1996)研究科学发展过程时提出的概念,他认为科学研究和思想是由"范式"或概念世界观定义的,这些概念世界观包括形式理论、经典实验和可信的方法。随着人们对研究对象认识的深入,旧有的范式暴露出不足,当这种不足或矛盾积累到一定程度时,只能通过一场以新范式取代旧范式的智力革命来解决,而新范式在一段时间内发挥作用,并在将来被更新的范式所替代,因此,科学体系的发展模式可概括为:前科学→常规科学→反常和危机→科学革命(或革命性科学)→新的常规科学……而著名作家约瑟夫·坎贝尔(Joseph Campbell,1904—1987)的定义似乎更加简洁明了:所谓革命性科学,其起到的作用并非是打破或打碎某些已有的,而是开拓未曾出现的。所谓某个事件具有革命性的意义,那就是意味着某个被革命的事件的"基座"被彻底地摧毁。科学革命与社会革命有着本质的区别。科学革命并非要破坏或否定早期的工作,而是把它放在一个新的视角下，去开拓未曾出现的。它具有三大特征：一是带来技术革命；二是由此带来的社会的发展；三是技术具有迭代性。社会革命是摧毁原有的社会秩序，以另一种秩序去替代。它也有三个特征：一是政权的更迭；二是制度的颠覆；三是前两者势必引起文化的进步或倒退。因此，如果对革命性科学进行定义，它应该具有概念或技术上的突破，甚至突破原有的思想，从而启动一个新的领域，并对其他科学领域产生重大影响[22]。

从这个意义上来说，达尔文（Charles Robert Darwin，1809—1882）的进化论就是一场典型的科学革命，因为他在1859年发表后不久就催生了进化生物学的新领域，并对人类学、神学、社会学和政治学等多个领域产生了深远的影响[23]。DNA双螺旋结构及其遗传原理的发现也符合革命性科学的标准，因为它们对遗传学、医学和生物化学等各个与生命相关的领域产生了直接的影响，开创了全新的分子生物学领域[24]。埃米尔·阿道夫·冯·贝林（Emil Adolf von Behring，1854—1917）发现抗体（抗毒素）及建立血清疗法是革命性科学，因为它建立了如今被称作免疫学的理论基础[25]，后来派生出许多独立的分支学科，如分子免疫学、肿瘤免疫学、免疫遗传学和免疫药理学等。又如第一个滤过性病毒——烟草花叶病毒的发现，虽然该研究本身未获得诺贝尔奖，但它开启了病毒学研究的大门，后来关于烟草花叶病毒的结晶和结构研究获得了1946年的诺贝尔化学奖，因此是革命性科学[26]。

但是革命性科学不能等同于杰出或重要的科学[27]。例如，逆转录酶的发现颠覆了分子生物学的中心法则，解释了RNA病毒是如何复制的,并为我们研究抗逆转录病毒药物提供了靶点。这一发现获得了诺贝尔奖,因此,这是一门杰出而重要的科学。然而,逆转录酶的发现不符合科学革命的条件,因为这一发现发生在既定的分子生物学领域内,没有开创新的学科,也没有对病毒学和密切相关领域以外的学科产生重大影响[28]。可见,诺贝尔奖也不是评判革命性科学的标准[29]。类似地,用CRISPR/Cas9进行靶向基因组编辑是一项非常重要的技术,它对许多与分子生物学相关的领域迅速产生了影响[30]。然而,目前这一发现还不符合革命性科学的标准,尽管随后的事件仍有可能将其确定为革命性的发现。相反,PCR的发明符合革命性科学的标准,因为它使得人们在非常短的时间内,利用试管中简单的几种试剂就能够将微量的DNA复制亿万倍,并且保持序列正确,为分子生物学、遗传学、免疫学等领域带来了技术革命,催生了法医DNA分析等新领域,并为人类学、考古学、犯罪学和历史分析等不相关领域提供了一种变革工具[31]。

为何说"微小生命体理论"是"革命性"科学

我们之所以说"微小生命体理论"是具有革命性的科学,是因为它彻底推翻了"自然发生说"这一千百年来禁锢人类对微小生命体认识的"伪科学"。"微小生命体理论"的诞生,不仅发现了引起发酵时物质变化的细菌或其他微生物,并揭示了细菌引起物质变化的本质,打开了通向现代微生物学的大门,乃至影响了整个生命科学的发展。同时,在这一理论指导下诞生的"细菌致病理论"不仅发现了引起各种传染病的细菌等的"微小生命体",

还揭示了细菌致病的原因,由此催生了像疫苗和抗生素这样能够有效防治传染病的"灵丹妙药"。

"微小生命体理论"的诞生,是一个漫长和充满荆棘的历程。特别是,自"细菌致病理论"建立至今约150年,人类通过对传染病的认识而逐步完善的公共卫生系统,特别是通过疫苗和抗菌药物的使用,使人类的平均寿命延长了20年以上。我们可以从历史发展的长河中看到:自19世纪末至20世纪初所诞生的、与人类健康密切相关的多个"第一",无不都是在"细菌致病理论"的引领下获得的突破。而这些从无到有的"第一",又无不都是一颗蕴含着极强生命力的"种子",它们随着生命科学和生物技术的快速发展,都已经成长为"参天大树"(多样性药物的产品树)。在这样的"参天大树"的呵护下,人类才有了今天。

正是这种对人类社会的进步具有持续影响的科学——"微小生命体理论",才能够被称为"革命性科学"。

参考文献

[1] Lane N. The unseen world: reflections on Leeuwenhoek (1677) 'Concerning little animals' [J]. Philos Trans R Soc Lond B Biol Sci, 2015, 370(1666).

[2] Schierbeek A. The life and works of Antoni van Leeuwenhoek [M]. New York: Abelard-Schuman, 1959: 223.

[3] Anderson D. Still going strong: Leeuwenhoek at eighty [J]. Antonie Van Leeuwenhoek International Journal of General and Molecular Microbiology, 2014, 106(1): 3-26.

[4] Gest H. The discovery of microorganisms by Robert Hooke and Antoni Van Leeuwenhoek, fellows of the Royal

Society [J]. Notes and Records of the Royal Society of London, 2004, 58(2): 187–201.

[5] Mancini R, Nigro M, Ippolito G. Lazzaro Spallanzani and his refutation of the theory of spontaneous generation [J]. Infez Med, 2007, 15(3): 199–206.

[6] Schwartz M. The life and works of Louis Pasteur [J]. Journal of Applied Microbiology, 2001, 91(4): 597–601.

[7] Berche P. Louis Pasteur, from crystals of life to vaccination [J]. Clin Microbiol Infect, 2012, 18 Suppl 5: 1–6.

[8] Berche B, Henkel M, Kenna R. Critical phenomena: 150 years since Cagniard de la Tour [J]. Revista Brasileira De Ensino De Fisica, 2009, 31(2).

[9] Thomas T. Theodor Schwann: A founding father of biology and medicine [J]. Current Medical Issues, 2017, 15(4): 299–301.

[10] Aszmann O C. The life and work of Theodore Schwann [J]. J Reconstr Microsurg, 2000, 16(4): 291–5.

[11] Roll-Hansen N. Revisiting the Pouchet-Pasteur controversy over spontaneous generation: understanding experimental method [J]. Hist Philos Life Sci, 2018, 40(4): 68.

[12] Gross C G. Claude Bernard and the constancy of the internal environment [J]. Neuroscientist, 1998, 4(5): 380–385.

[13] Walusinski O, Boller F, Henderson V W. Shining a Light on Some of the Most Famous 19th and 20th Century's Neuropsychologists [J]. Front Neurol Neurosci, 2019, 44: 192–229.

[14] Dubos R J. Second Thoughts on the Germ Theory [J]. Scientific American, 1995, 192(5): 31–35.

[15] Lombard M, Pastoret P P, Moulin A M. A brief history of vaccines and vaccination [J]. Rev Sci Tech, 2007, 26(1): 29–48.

[16] Lakhani S R. Early clinical pathologists: Robert Koch (1843–1910) [J]. J Clin Pathol, 1993, 46(7): 596–8.

[17] Blevins S M, Bronze M S. Robert Koch and the 'golden age' of bacteriology [J]. Int J Infect Dis, 2010, 14(9): e744–51.

[18] Cambau E, Drancourt M. Steps towards the discovery of Mycobacterium tuberculosis by Robert Koch, 1882 [J]. Clin Microbiol Infect, 2014, 20(3): 196–201.

[19] Gradmann C. Robert Koch and the white death: from tuberculosis to tuberculin [J]. Microbes Infect, 2006, 8(1): 294–301.

[20] Brock T D. (1988): Robert Koch. A Life in Medicine and Bacteriology: In: Scientific Revolutionaries: A Biographical Series. Science Tech. Publishers, Madison WI and J. Springer, Berlin, 364 pp., hard cover, 48–DM [J]. Eur J Protistol, 1989, 25(1): 85.

[21] Byrd A L, Segre J A. Infectious disease. Adapting Koch's postulates [J]. Science, 2016, 351(6270): 224–6.

[22] Casadevall A, Fang F C. Revolutionary Science [J]. mBio, 2016, 7(2): e00158.

[23] Herbert S. The darwinian revolution revisited [J]. J Hist Biol, 2005, 38(1): 51–66.

[24] Strasser B J. Who cares about the double helix? [J]. Nature, 2003, 422(6934): 803–4.

[25] Lohff B. Serum therapy–Emil von Behring and the beginnings of research in immunity [J]. Dtsch Med Wochenschr, 1999, 124(44): 1321–2.

[26] Stanley W M. Crystalline Tobacco-Mosaic Virus Protein [J]. American Journal of Botany, 1937, 24(2): 59–68.

[27] Casadevall A, Fang F C. Important Science–It's All about the SPIN [J]. Infection and Immunity, 2009, 77(10): 4177–4180.

[28] Preston B D, Poiesz B J, Loeb L A. Fidelity of HIV–1 reverse transcriptase [J]. Science, 1988, 242(4882): 1168–71.

[29] Casadevall A, Fang F C. Is the Nobel Prize good for

science? [J]. Faseb Journal, 2013, 27(12): 4682-4690.

[30] Ran F A, Hsu P D, Wright J, et al. Genome engineering using the CRISPR-Cas9 system [J]. Nat Protoc, 2013, 8(11): 2281-2308.

[31] Alkan S, Lehman C, Sarago C, et al. Polymerase chain reaction detection of immunoglobulin gene rearrangement and bcl-2 translocation in archival glass slides of cytologic material [J]. Diagn Mol Pathol, 1995, 4(1): 25-31.

随书附赠上海交通大学《细菌与人》通识核心课视频与资料

科学性革命与1854年伦敦霍乱　　从细菌基本结构重新认识霍乱弧菌　　鼠疫杆菌与人

炭疽杆菌与人　　结核分枝杆菌与人（1）　　结核分枝杆菌与人（2）

幽门螺旋杆菌与人——百年后科赫法则再现辉煌　　抗生素——医学皇冠上一颗明珠（1）　　抗生素——医学皇冠上一颗明珠（2）